AF901732

Silke Lutz

Friedemann Garvelmann

Lernkarten Konstitutionsmedizin

BACOPA VERLAG

Haftung: Alle Angaben in diesem Buch basieren auf sorgfältiger Auswertung der Recherchen und Erfahrungen der Autoren. Weder die Verfasser noch der Verlag können für die Anwendung der in diesem Buch beschriebenen Therapien und Heilmittel Gewähr übernehmen.

Alle Rechte, insbesondere die des Nachdrucks, der Übersetzung, des Vortrags, der Radio- und Fernsehsendung und der Verfilmung sowie jeder Art der fotomechanischen Wiedergabe, der Telefonübertragung und der Speicherung in Datenverarbeitungsanlagen und Verwendung in Computerprogrammen, auch auszugsweise, sind vorbehalten.

Die Nutzung im Rahmen von Lehrveranstaltungen, Vorträgen und Publikationen ist auszugsweise unter Angabe der Quelle (Autoren, Titel) erlaubt und erwünscht. Jede weitergehende Nutzung, Vervielfältigungen, Übersetzungen, Mikroverfilmungen und die Einspeicherung und Verarbeitung in elektronischen Systemen bedarf der schriftlichen Genehmigung der Autoren (Anfrage unter office@bacopa.at).

© 2024 BACOPA VERLAG
4521 Schiedlberg/Austria
Telefon: +43(0)7251-22235
E-Mail: office@bacopa.at, verlag@bacopa.at
www.bacopa-verlag.at

Fotos: © Friedemann Garvelmann

Printed in the European Union

ISBN 978-3-99114-096-2

1. Auflage 2024

Inhalt

Lernkarten, warum?

Die Lernkarten sind entstanden nach vielen Jahren der Ausbildung von Studenten der Naturheilkunde. Immer wieder habe ich in verzweifelte Augen gesehen. Aufgrund der Flut von Informationen, die die Traditionelle Europäische Naturheilkunde nun einmal mit sich bringt, zeigte sich ein gewisses Maß der Überforderung. Der ein oder andere Student hat sich dadurch auch von der TEN abgewendet.

Dies wollte ich ändern!

Mit den Irisbildern auf der linken Seite und den zugehörigen irisdiagnostischen Erkennungsmerkmalen auf der rechten Seite ergibt sich eine übersichtliche Orientierung – leicht zu erkennen und immer wieder in Erinnerung zu rufen. Anhand der Icons, die in der Legende genau erklärt sind, ergibt sich eine gewisse Systematik, die sich auf jeder Seite wiederholt. Am Ende der Lernkarten findet sich eine Übersicht irisdiagnostischer Zeichen, gedacht als Hilfestellung für die gefundenen Zeichen. Einfach mit einem Häkchen versehen und dann nach Wichtigkeit sortiert zu notieren bzw. der betreffenden Konstitution zuzuordnen – zumindest am Anfang und bei fehlender Routine.

Die Lernkarten sind gedacht als zusätzliche kleine Helferlein für die Fachliteratur *Grundlagen der Traditionellen Europäischen Naturheilkunde und Konstitutionsmedizin*.

Die Lernkarten sind in Zusammenarbeit mit Friedemann Garvelmann entstanden, den ich sehr schätze. Herzlichen Dank für deine Anregungen und den gedanklichen Austausch.

Besonderen Dank möchte ich zudem auch Daniela und Andrea aussprechen.

Silke Lutz, Juni 2024

Die zentralen Zeichen der Iris

haben

zentrale Bedeutung für die Therapie

Legende

Erkennungsmerkmale

Pathophysiologie

Merke
Bedenke

Achtung

Varianten oder
konstitutionelle Grundlage

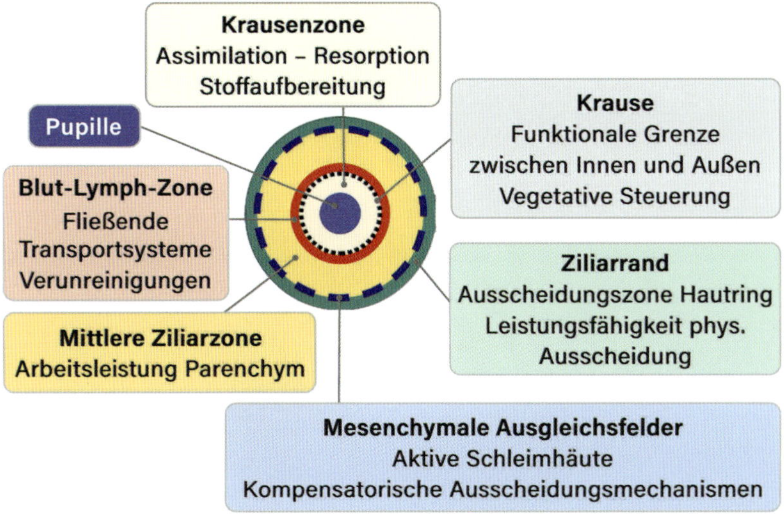

Potenzierte Mittel

Pflanzen zur Therapie

Geänderte Farbe für Pflanzen mit Prüfungsrelevanz (60er Liste-Schweiz)

(bitte auf Änderungen durch die ODA AM achten)

Übersicht Konstitutionen

Konstitution

Spezifische individuelle Reaktionsmuster bei
Krankheit und Gesundheit

Prägt die Adaptionsfähigkeit (Stabilität/Labilität)
Bedingt organische Schwachstellen

Diathese

Biologisch unsinnige Reaktionsweise des Organismus
auf geringfügige Reize,
die immer mit ähnlicher Symptomatik auftritt

Basis der Diathese ist immer die Konstitution!

Stufen der Beurteilung

Stufe 1

Ideale Iris

Dichte und Struktur gleichmäßig
Stromafasern ohne Lücken
Keine Fremdfärbungen
Keine Pigmente

Stufe 2

Mittlere Dichte

Fasern teilweise verformt
Keine Lakunen und/
oder Krypten
Einzelne Aufhellungen und
Abdunklungen

Stufe 3

Aufgelockerte Iris

Einige unterschiedliche Lakunen
Einzeln Flocken, Tophi
und Wolken
Fremdpigmente

Stufe 4

Zusätzlich zu den Zeichen Stufe 3

Stroma nebelartig verwischt
Unreine Farbe mit einzelnen
Pigmenten
Transversalen

Stufe 5

Lockere Iris

Fremdfärbungen mit Pigmenten
Viele Lakunen, Krypten, Waben
Astheniefurchen
BL-Zone stark wolkig verschmiert
Krause hyperplastisch
Dunkler Ziliarrand

Stufe 6

Geisteriris

Stromalücken gesamte Iris als
Lakunen und Krypten
Oft unklarer Krausenverlauf
Viele Trabekel und
Faserverdichtungen
Viele unterschiedliche Pigmente

Stufe 1 ist ein eher theoretisches Konstrukt, kommt kaum in der Praxis vor!
Am häufigsten sind die Stufen 3, 4 und 5 - auch als Zwischenformen.
Stufe 6 kommt nur gelegentlich vor!

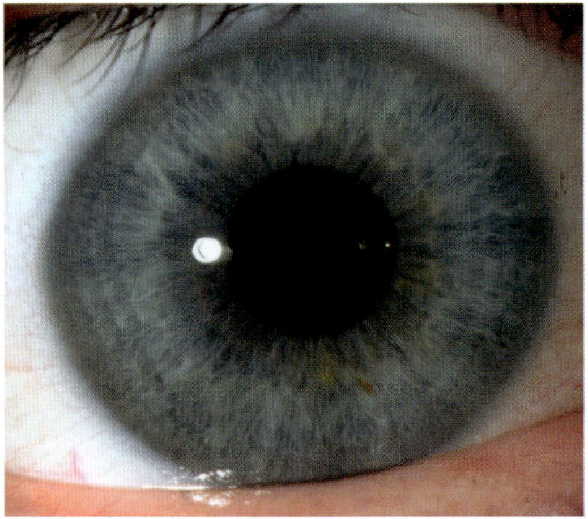

Stufe 1

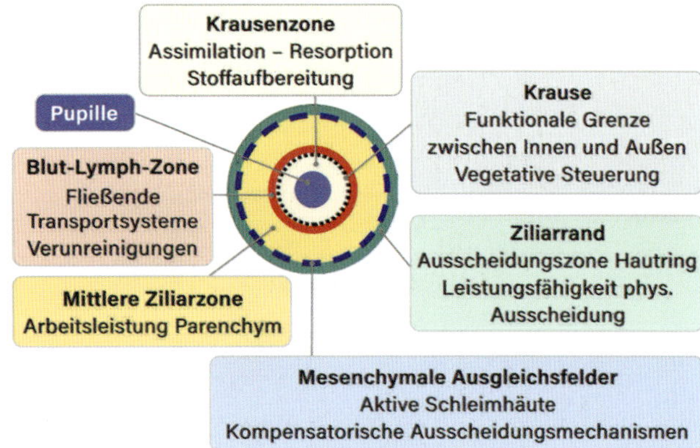

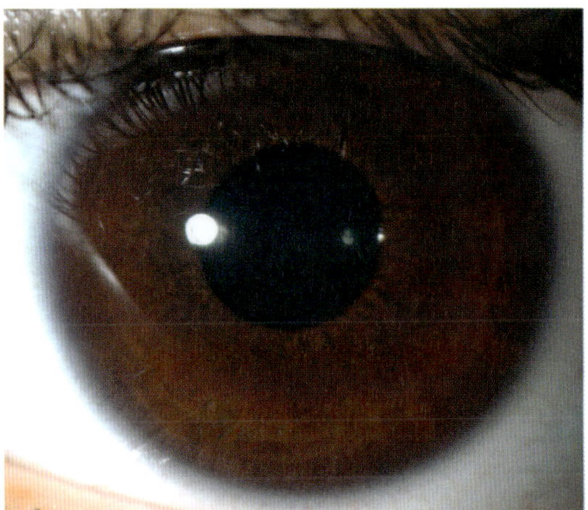

Diese Bilder kommen der Stufe 1 sehr nah,
erfüllen deren Kriterien aber nicht vollständig

Sogenannte „Ideale-Iris“

Dichte und Struktur vollkommen gleichmäßig

Stromafasern ohne Lücken

Keine Fremdfärbungen und -pigmente

Augen der Stufe 1 sind ein eher theoretisches Konstrukt - kommt praktisch kaum vor

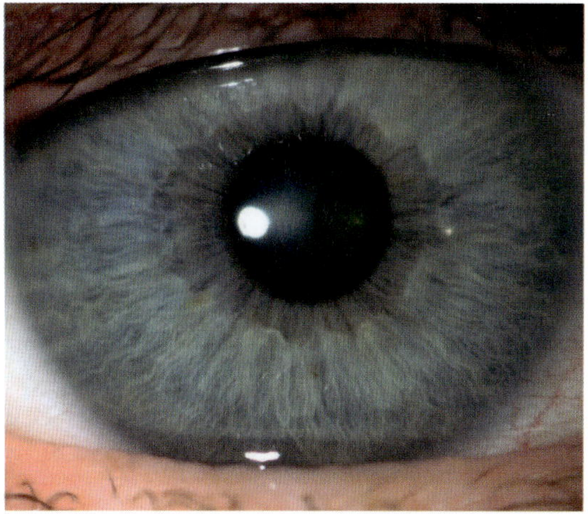

Stufe 2

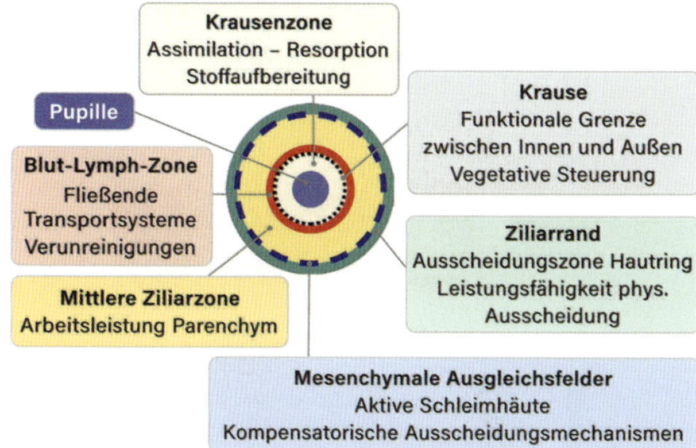

Kommt selten vor

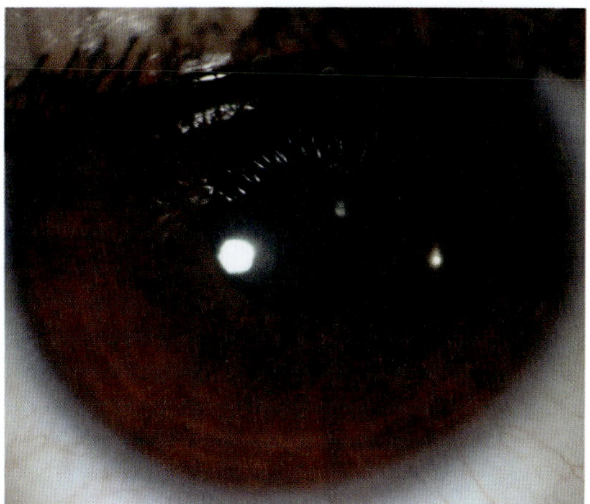

Mittlere Dichte des Stromas

Fasern teilweise verformt

Keine Lakunen bzw. Krypten

Einzelne Überreizungs- (Aufhellungen) und Unterreizungszeichen (Abdunklungen)

Stabile Konstitution:

Geringe Krankheitsneigung, gute Resistenz, effiziente spontane Abwehr- und Heilungsreaktionen

Erst im Alter Neigung zu allgemeiner Schwäche und konstitutionstypischen Erkrankungen

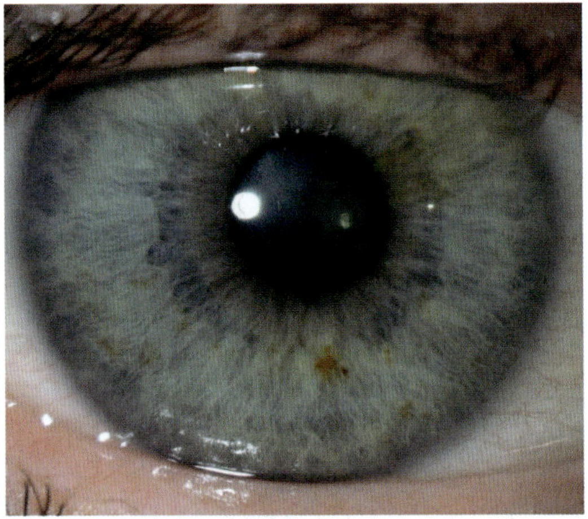

Stufe 3

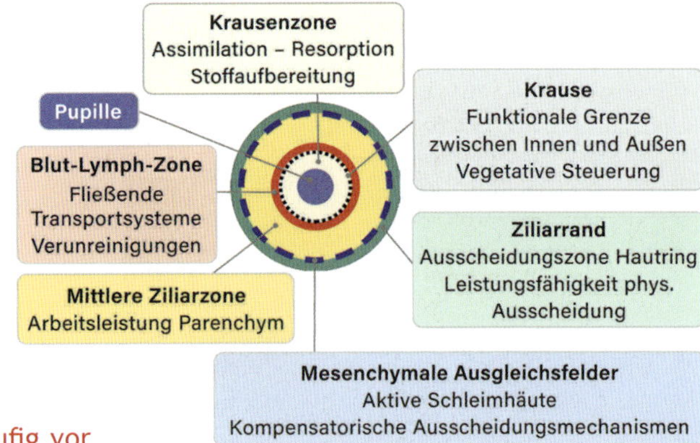

Kommt sehr häufig vor

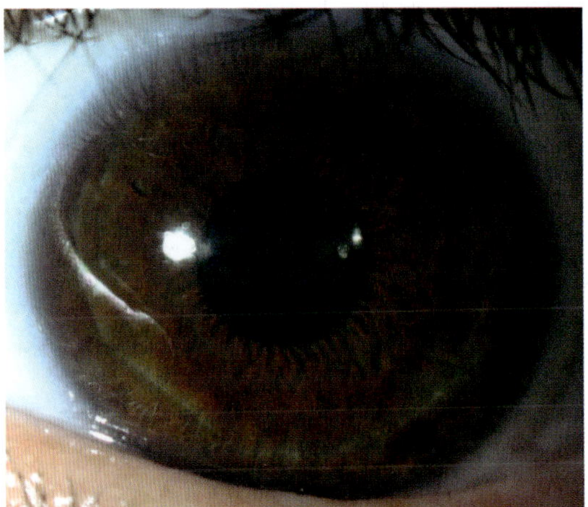

Aufgelockerte Iris mit Stauungszeichen

Einige unterschiedliche Lakunen und Krypten

Einzelne Flocken, Tophi, Wolken, Fremdpigmente

Bereits labile Konstitution

Bereits labile Konstitution mit verschiedenen konstitutionstypischen Dispositionen und Diathesen, aber noch gute Prognose und Wirksamkeit von prophylaktischen und therapeutischen Maßnahmen

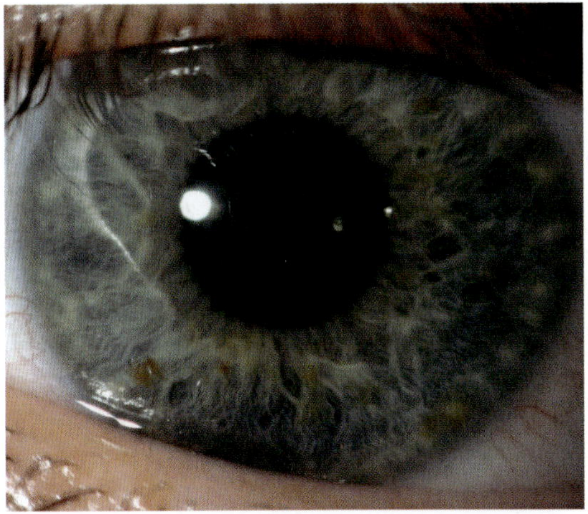

Stufe 4

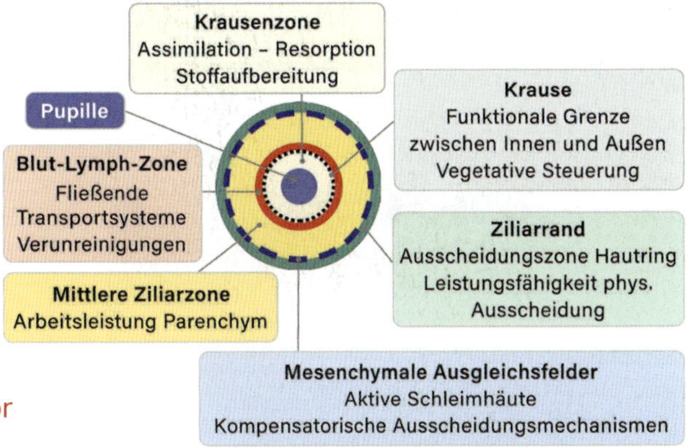

Kommt selten vor

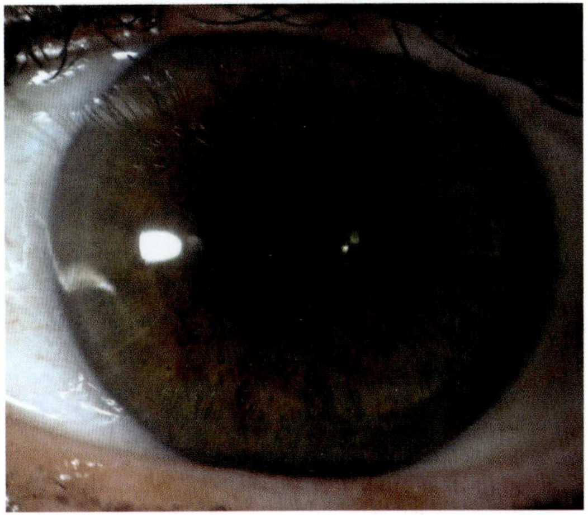

Stroma nebelartig verwischt, auch flockig unreine Farbe mit einzelnen Pigmenten

Transversale

Starke Helligkeitsunterschiede

Kakochyme Säftemischung

Anhäufung von Schärfen aufgrund von Stauung im Klärstrom => Eliminationsschwäche

Verschiedene Dispositionen und Diathesen mit ausgeprägter Rezidivneigung

Noch gute Prognose bzgl. der Wirksamkeit therapeutischer Maßnahmen, aber langfristige Therapie notwendig

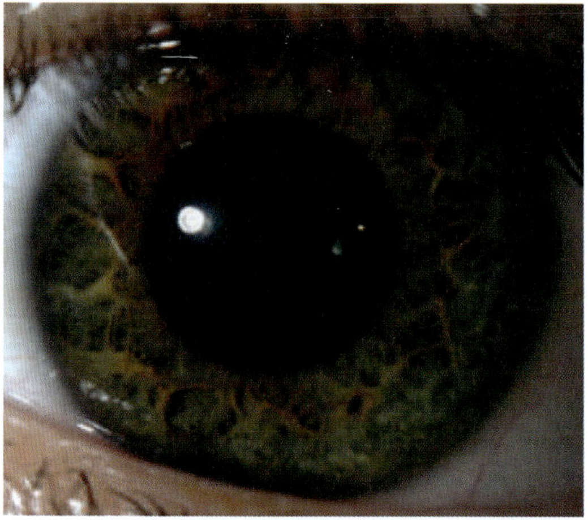

Stufe 5

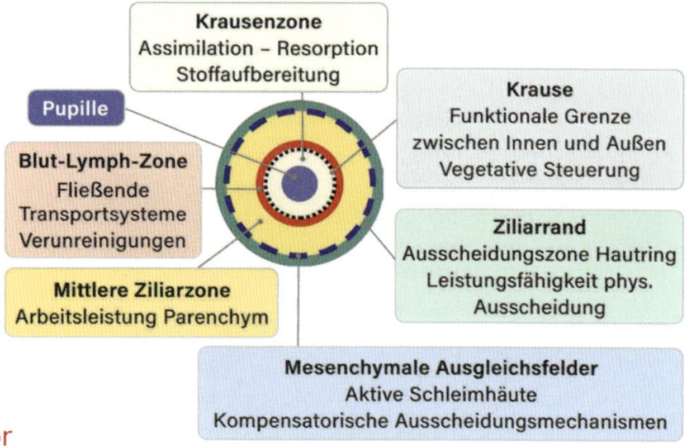

Kommt häufig vor

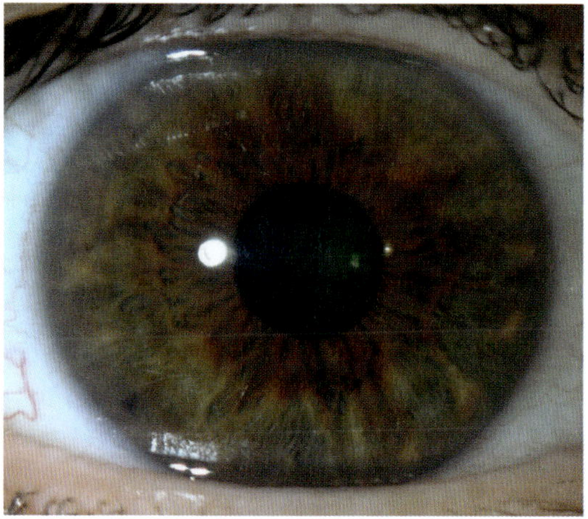

Lockere Iris mit vielen Strukturzeichen

Häufige und verschiedenfarbige Pigmente, bes. in der Blut-Lymph-Zone (=> Kakochymie)

Viele Lakunen, Krypten, Astheniefurchen

Dunkler Ziliarrand

Mangelnde Belastbarkeit der Regulationssysteme => Reaktionsstarre

Energiemangelsyndrome verschiedener Organe

Besonders zu beachten sind der Klärstrom und säfteeliminierende Organsysteme

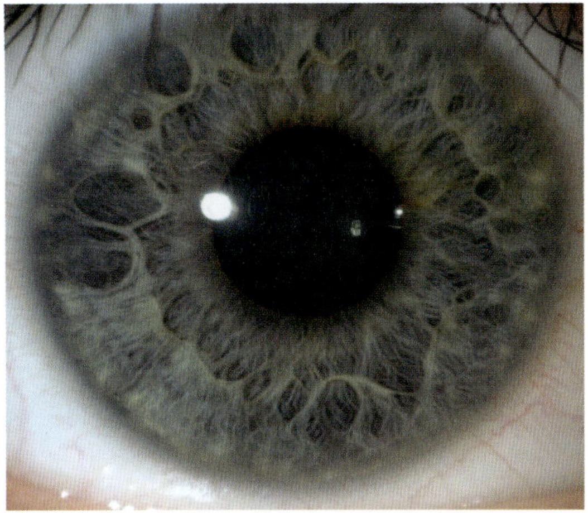

Stufe 6

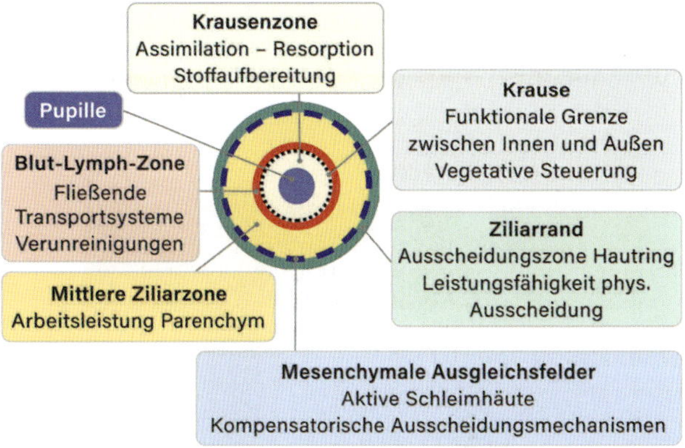

Kommt
gelegentlich vor

Vorderes Stromablatt
wirkt ‚zerfetzt' („Geisteriris")

Stromalücken in der gesamten Iris als Lakunen und Krypten

Oft unklarer Krausenverlauf

Viele Trabekel und Faserverdichtungen,
viele unterschiedliche Pigmente

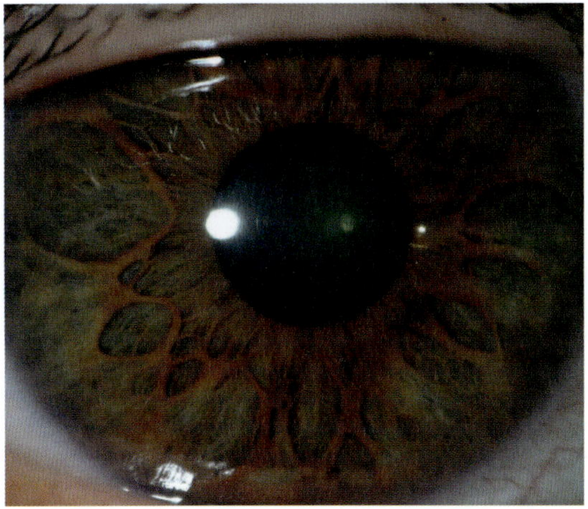

Insuffizienz aller interstitiellen Grundfunktionen (gem. Pischinger)

Multiple Störungen der Metamorphose und Säftebewegung

Labilität der neurovegetativen und hormonellen Steuerung

Insuffizienzen in Sensibilität und Irritabilität

Mechanische Insuffizienz des Halteapparates

Große Krankheitsneigung mit Reaktionsblockaden und Therapieresistenz

Intensive und langfristige Therapiekonzepte notwendig

Calcium carb. D6
Calcium phos. D6

Cinnamomi zeylanicum
Calendula officinale
Foeniculum vulgare
Glechoma hederacea

Therapie nur notwendig, wenn skrofulöse Pathophysiologie vorhanden!

Keine

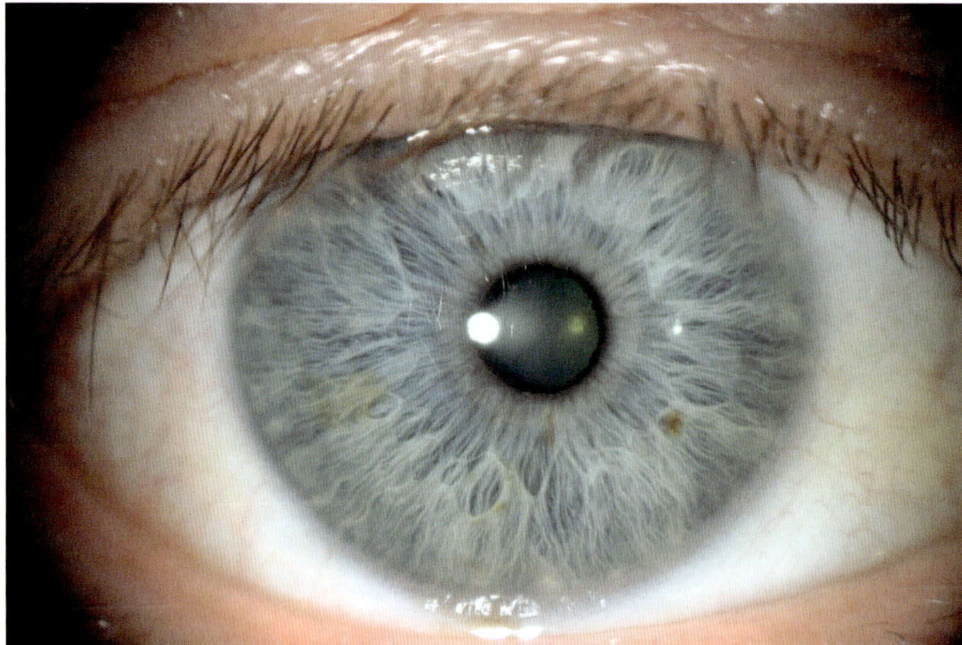

Lymphatische (Phlegmogene/Phlegmatische) Konstitution

Blaue Farbe -
idealerweise ohne Helligkeitsunterschiede,
Strukturveränderungen und Fremdpigmente

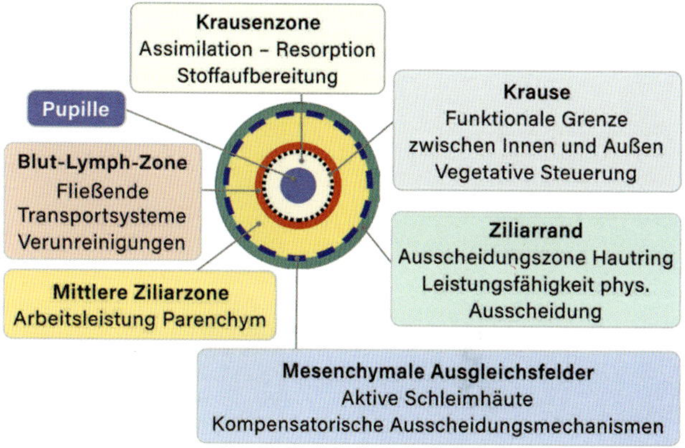

Keine Pathophysiologie!

Beschreibt eine physiologische Lebensstrategie,
somit keine Pathophysiologie

Therapie nur notwendig, wenn skrofulöse
Pathophysiologie vorhanden

Reizverarbeitung = Erhöhte Sensibilität

Ein scharf begrenzter, sehr heller Ring um die Pupille hat diagnostisch keinerlei Aussage
=> durchscheinender M. sphincter pupillae

Lymphatisch-hyperplastische Konstitution

Lymphatisch-hypoplastische Konstitution

Hydrogenoide Konstitution

Katarrhalisch-rheumatische Konstitution

Mandragora D6
Nux vomica D6
Staphisagria D6

Acorus calamus
Achillea millefolium
Crataegus laevigata
Linaria vulgaris
Verbena officinale

Therapie nur notwendig, wenn hitzige oder kalte Pathophysiologie vorhanden!

Keine

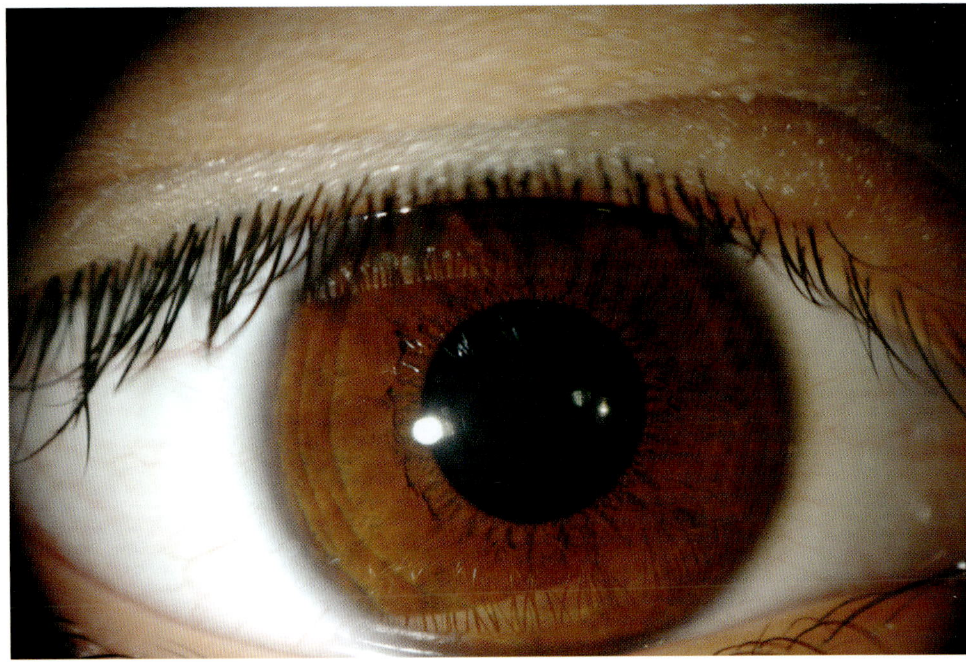

Sanguinogene (Hämatogene) Konstitution

Braune Grundfarbe
=> Flächige, hell- oder dunkelbraune Pigmente ein- oder aufgelagert als dicke Schicht

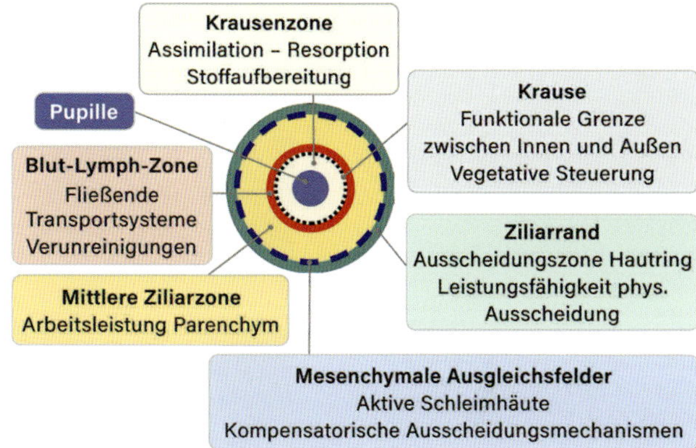

Keine Pathophysiologie:
Beschreibt eine physiologische Lebensstrategie

Reine sanguinogene Konstitutionen kommen ausgesprochen selten vor

Reizverarbeitung = Erhöhte Irritabilität

Therapie nur notwendig, wenn hitzige oder kalte Pathophysiologie vorhanden

Jede Unregelmäßigkeit von Helligkeit, Farbe und/oder der Irisstruktur ist bereits Hinweis auf Varianten mit deren pathophysiologischen Mustern

Unphysiologisch **GESTEIGERTES** Wärmeprinzip: Oxygenoide oder hämangiotische Konstitution

Unphysiologisch **VERMINDERTES** Wärmeprinzip: Plethorische oder hydrogenoide Konstitution

Bryonia D6
Nux vomica D6
Podophyllum D6

Agrimonia eupatorium
Berberis vulgaris
Chelidonium majus
Cichorium intybus
Curcuma xanthorizza
Fumaria officinale
Galium verum
Juniperus communis
Levisticum officinale
Linaria vulgaris
Ononis spinosa
Oxalis acetosella
Pimpinella anisum
Quassia amara
Taraxacum officinale

Überwiegen des cholerischen Prinzips

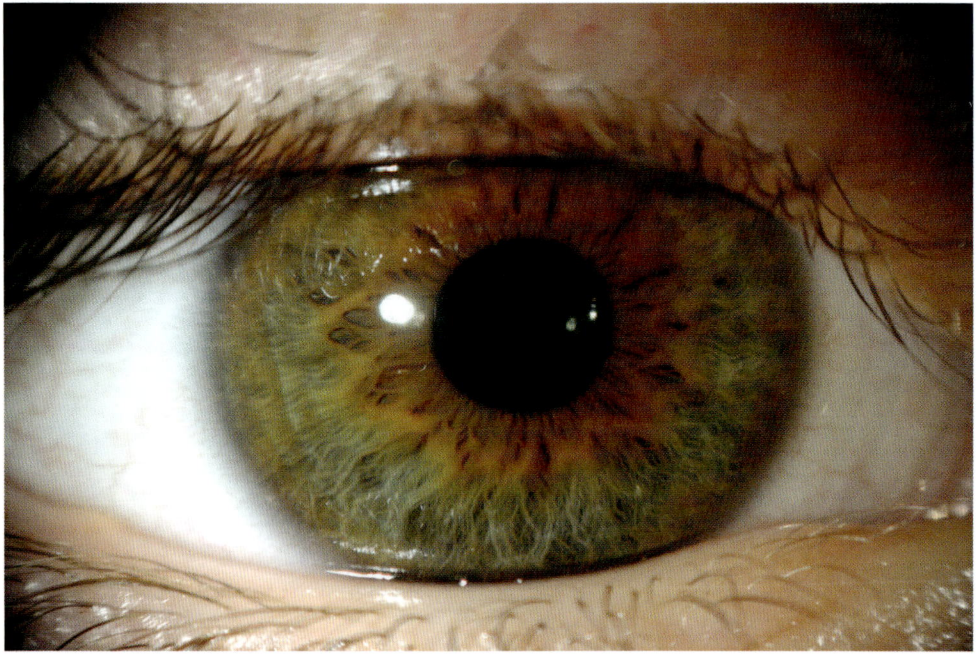

Chologene (Biliäre) Konstitution

Zweifarbige Iris (zentrale Heterochromie)

Meist helle Reizradiären, auch Transversale im Leber-Galle-Sektor (auch von der normalen radiären Form abweichend, zickzackförmig oder aberat)
=> Hinweis auf unphysiologisch gesteigertes Wärmeprinzip, auch durch gelbgallige Schärfen

Gallelöcher = winzige Krypten in der gesamten Iris
Vorhandensein von Schnupftabakpigmenten = Schärfen infolge insuffizienter Coctio

Vermehrte Produktion und verminderte Ausscheidung von Gelbgalle und cholerischen Schärfen = dyskratisches, häufiger kakochymes Übergewicht von gelbgalligen Schärfen

Schärfen sind immer pathogen!

Anteil von braun und blau ist sehr unterschiedlich => ergibt unterschiedliche Schwerpunkte in der Pathophysiologie

Gesamte Krausenzone kann braun pigmentiert sein oder auch nur die BL-Zone

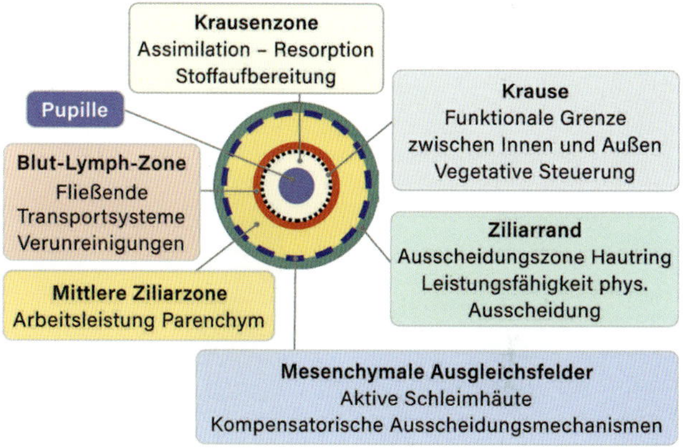

Hinweise auf die gelbgallige Überlastung im Organismus können bräunliche Pigmente auf den Lidrändern und ein gelbliches Kolorit in den Skleren oder Lipidhügel sein, manchmal gelb-braun pigmentiert

Gelegentlich ist eine chologene Konstitution auch in einer lymphatischen Iris mit orangefarbenen Pigmenten auf der BL-Zone oder auf Tophi erkennbar

Konstitution ist häufig Basis der aziden und spasmophilen Diathese

Calcium phos. D6
Chininum ars. D6
Ceanothus D2
Ferrum sulf. D6
Manganum sulf. D6
Natrium muriat. D6

Artemisia abrotanum
Ceanothus americanus
Centaurium erythraea
Cnicus benedictus
Urtica dioica
Verbena officinale

Unvollständige Sanguifikation

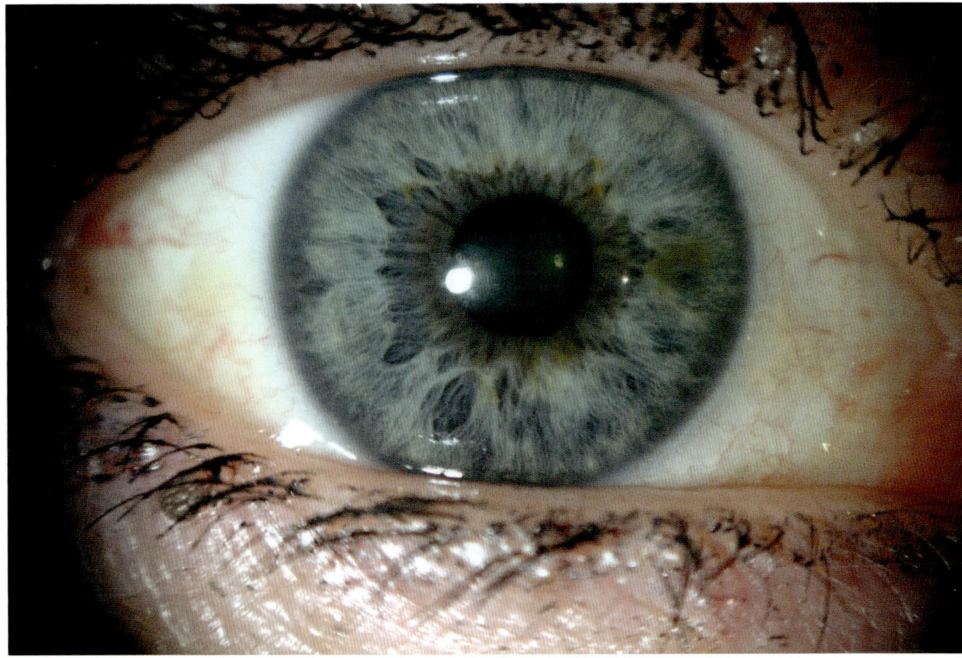

Anämische Konstitution

Dunkle Krausenzone = insuffiziente Coctio
=> Defizit von Wärme

Dunkler Ziliarrand = Anämiering
=> Ausscheidungsschwäche von Schärfen

Deutliche Aufhellung der Blut-Lymph-Zone
und der mittleren Ziliarzone

Farbe der Iris blau bis grau

Evtl. halonierte Augenhöhlen und blasse Konjunktiven

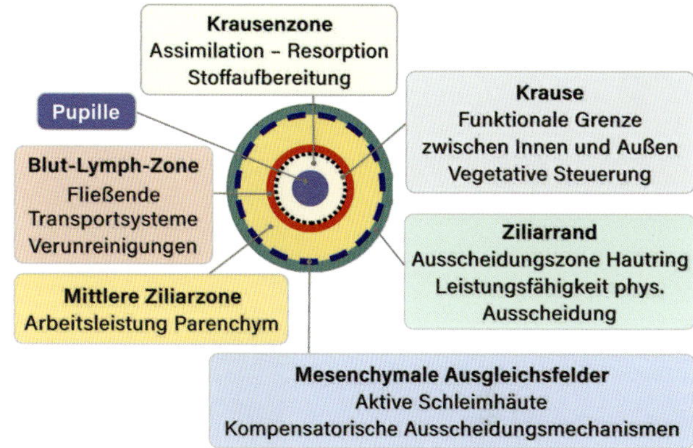

Qualitative Insuffizienz des Blutsystems
= Qualitatives Defizit des Sanguis-Prinzips

Unvollständige Sanguifikation durch insuffiziente Coctio in allen drei Phasen

Schärfen verschlechtern die Blutqualität weiter => bestehende Schwächung der Eliminationsorgane

Eliminatorische Schwäche der Milz für SG-Schärfen

Seltene Konstitution, die leicht übersehen werden kann

Merkregel: Dunkel-Hell-Dunkel (Farbintensität des Irisstromas von innen nach außen)

Es besteht nicht zwingend quantitative Blutarmut, sondern die Konstitution steht für qualitative Defizite bei der Sanguifikation aufgrund von Mangel an physiologischer Wärme und Belastung mit trockenen Schärfen

Die anämische Konstitution steht nicht für Blutarmut, sondern für ein Defizit von Sanguis aufgrund eines Mangels an physiologischer Wärme während der Coctio

Besondere Bedeutung kommt dem „kalten, schlaffen“ Magen zu
=> regulative Schlüsselrolle bei defizitärer Blutbildung (Sanguis)

Acidum phos. D6
Ferrum sulf. D3
Kalium phos. D6

Agrimonia eupatorium
Angelica archangelica
Arnica montana
Artemisia absinthum
Avena sativa
Borago officinale
Cinnamomum zeylanicum
Cinochona pubescens
Cnicus benedictus
Hypericum perforatum
Marrubium vulgare
Melissa officinale
Peucedanum ostruthium
Piper methysticum
Rosmarinus officinale
Valeriana officinale
Vitex agnus-castus

Reduzierte Anpassungsfähigkeit an wechselnde Reize

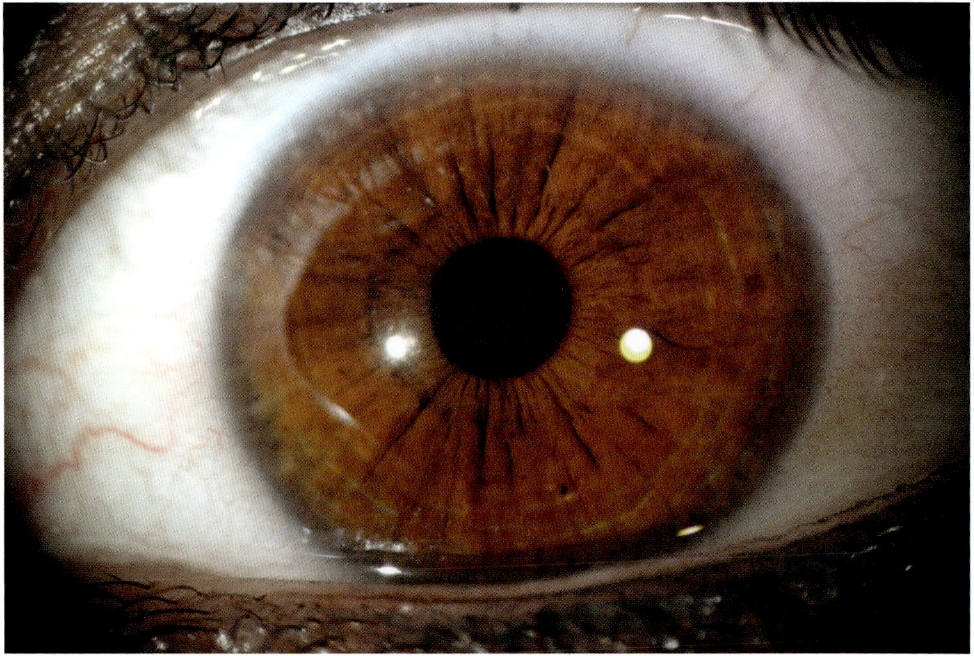

Atonisch-asthenische Konstitution

Dunkle Radiärfurchen mit unterschiedlicher Lokalisation, Länge und Sichtbarkeit

Beginnen an der Pupille oder der Krause, ziehen in die Ziliarzone

Ein Neurasthenikerring kann auftreten (Pupillarrand zart, gelblich-rötlich)

Evtl. Begleitschatten oder abgedunkelte Krausenzone => als Zeichen des Defizits an physiologischer Wärme

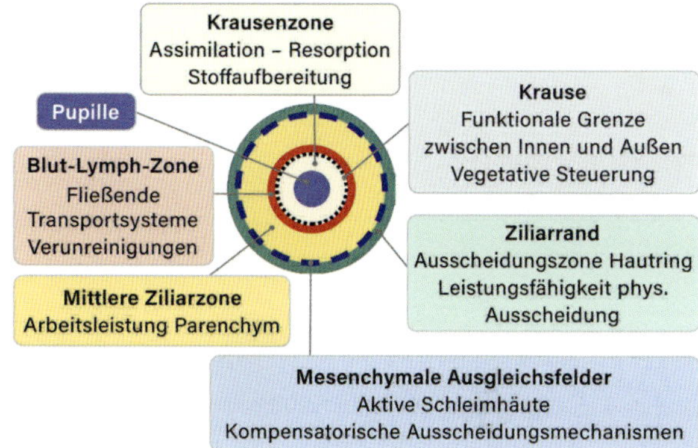

Anpassungsvorgänge an wechselnde endo- und exogene Reize sind instabil

Tonus (Leistungsbereitschaft des Gewebes) und **Sthenie** (Anpassungs- und Abwehrkraft) sind in ihrer Anpassung leicht überfordert
=> führt zu multiplen Krankheiten mit hypo- oder hyperkinetischer Dynamik

Im blauen Auge sind die Radiärfurchen nicht so deutlich (eher dunkle Streifen, dazwischen zahlreiche helle Radiären)

Das Auftreten eines Begleitschattens oder abgedunkelter Krausenzone unterstreicht den Mangel an physiologischer Wärme, was hier ohnehin als zentrales pathophysiologisches Problem zu sehen ist.

Mydriasis = Sympathikotonie oder akute Erschöpfungszustände

Die topografische Lage der Radiärfurchen weist auf Bereiche des Nervensystems:

=> ausgehend vom Papillarrand = Störung ZNS

=> ausgehend von der Krause = Störung neurovegetativ

Arsenum jodat. D6
Aurum metallicum D6
Graphites D6
Pulsatilla D6
Sepia D6

Achillea millefolium
Alchemilla vulgaris
Artemisia vulgaris
Cimicifuga racemosa
Grindelia robusta
Hypericum perforatum
Lamium album
Melissa officinale
Vitex agnus-castus

Qualitative Einschränkung insbesondere des Hormonsystems

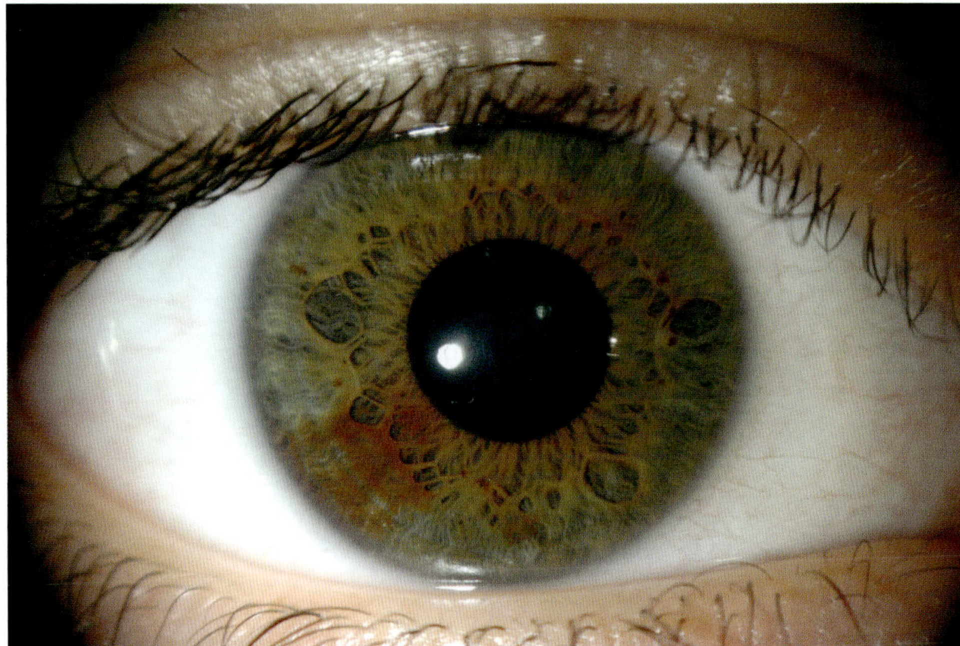

Endokrin-vegetative (vegetativ-labile) Konstitution

Gemeinsames Auftreten unterschiedlicher Lakunen im Krausenbereich
=> deren Lokalisation ist dabei unerheblich (topolabil) => Kranz vorwiegend geschlossener Lakunen unterschiedlicher Größe, die sich nach außen direkt an die Krause anschließen

=> Krause bildet Begrenzung der Lakunen nach innen = Maßliebchen-Iris

Zusätzlich sind Krypten in den Lakunen zu sehen

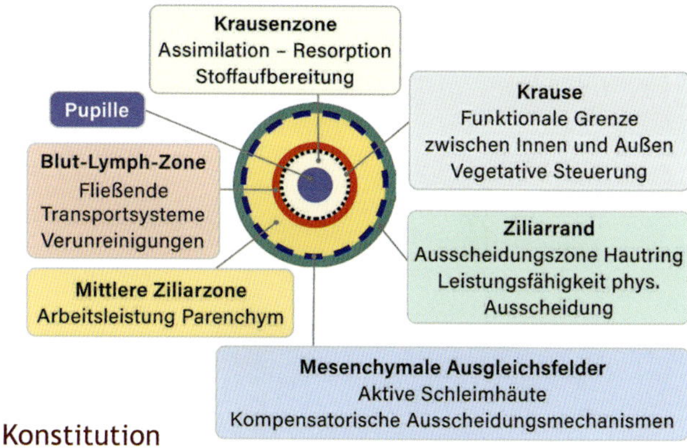

Instabilität des hormonellen Drüsensystems und der neuro-vegetativen Regulationsmechanismen mit unterschiedlichen Schwerpunkten
=> Pathologische Entwicklungen sind sehr vielfältig, da das gesamte Vegetativum betroffen ist

Aber: Verwechslungsmöglichkeit mit der mesenchymal-hypoplastischen Konstitution
=> deren Pathophysiologie ist aber tiefgreifender und beinhaltet die Pathophysiologie der endokrin-vegetativen Konstitution

Verlauf der Krause durch Lakunen sehr unregelmäßig und unruhig, Verlauf schlecht erkennbar
=> erschwerte Aussage über Breite der Krausenzone

Hat irisdiagnostisch große Ähnlichkeit mit der mesenchymal-hypoplastischen Konstitution
=> manchmal schwer zu unterscheiden

Im Zweifel als mesenchymal-hypoplastische Konstitution interpretieren, mit den damit zusammenhängenden therapeutischen Schwerpunkten

Wenn die Lakunen um die Krause geschlossen sind und das Irisstroma nicht stark aufgelockert ist, ist von einer endokrin-vegetativen Konstitution auszugehen

Bismutum subnit. D6
Gratiola D6
Nux vomica D6

Achillea millefolium
Artemisia abrotanum
Centaurium erythraea
Glyzirrhiza glabra
Matricaria recutita
Potentilla anserina

Hyperkinese des Verdauungssystems auf gelbgalliger Basis

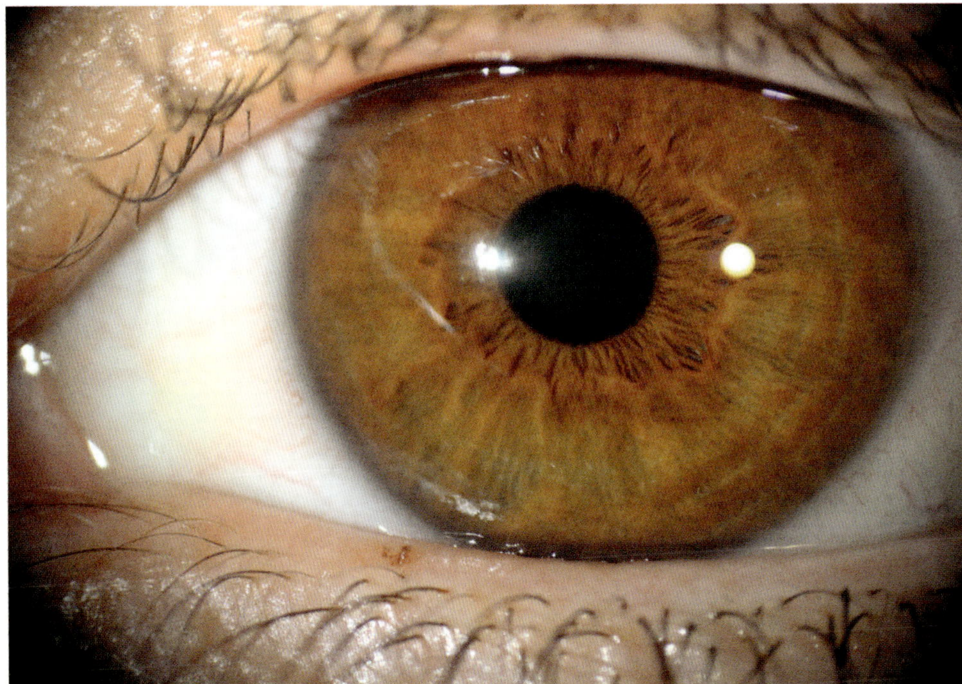

Gastrische Konstitution

Krausenzone dezent aufgehellt => fast ausschließlich in braunen Iriden sichtbar

Faserstruktur der Krausenzone ist gröber als das sonstige Stroma = „Grobes Relief“

Stärke und Verlauf der Krause ist unregelmäßig, fein oder plastisch = „schnurförmig“

Zackenförmige Ausbuchtungen der Krause = Hyperkinese bis zur Spasmophilie im Verdauungstrakt

Cholerische Hyperkinetik bis zur Spasmophilie im Verdauungssystem (motorisch und humoral) = „unvollendete“, qualitativ zu kalte Nährsäfte

Defizit physiologischer Wärme, aber gesteigerte Wirkung cholerischer Schärfen

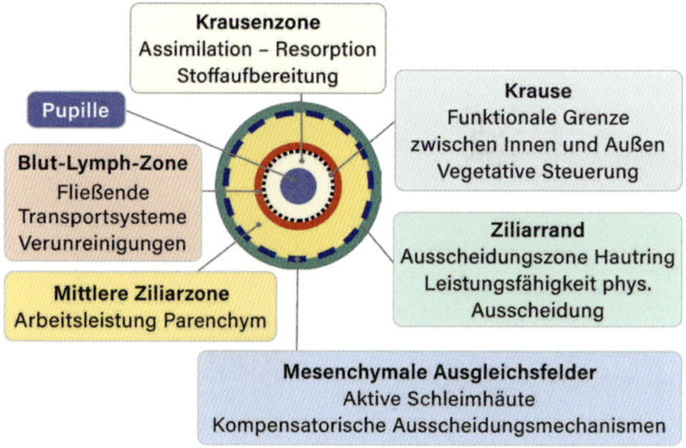

Sonderform der chologenen Konstitution vorwiegend im Verdauungssystem

= unvollständige erste Coctio

= zu kalte Nährsäfte (physiologische Feuchtigkeit)

= Energiemangelzustände mit vermehrter Schärfenbildung

Beschwerden sind meist unabhängig von der Nahrungsaufnahme

Tausendgüldenkraut in kleinen Dosierungen

Kamille und Süßholz nur als Akutmittel

Dulcamara D6
Natrium muriaticum D6
Natrium sulf. D6
Thuja D6

Acorus calamus
Betula pendula
Gentiana lutea
(Juniperus com.)
Levisticum officinale
Linaria vulgaris
Ononis spinosa
Pimpinella anisum
Quassia amara
Taraxacum officinale
Thymus serpyllum

Multiple Störungen im Wasserhaushalt

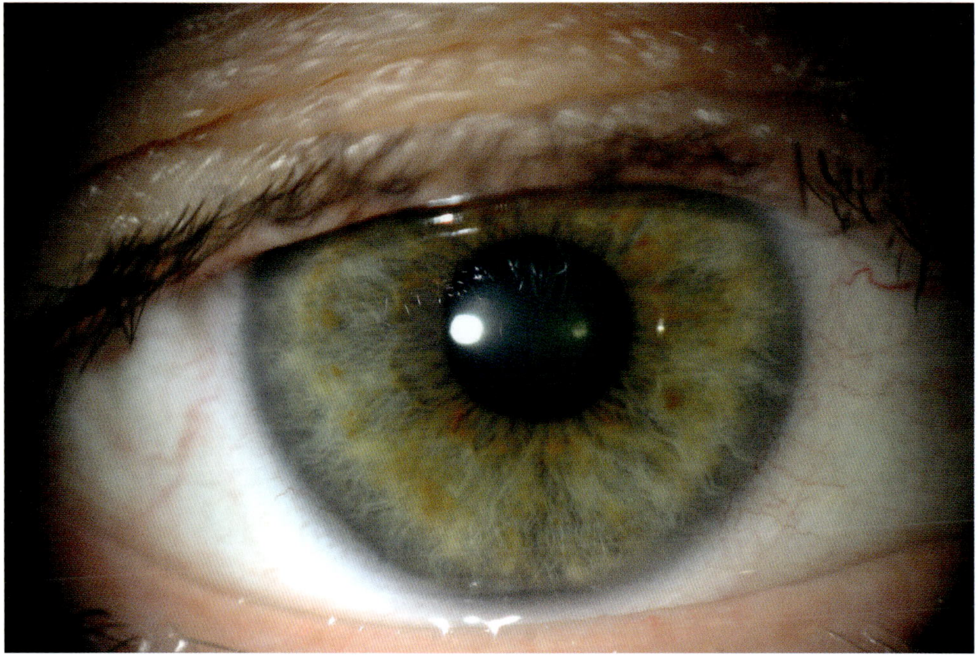

Hydrogenoide Konstitution – Blaue Iris

Häufig hell, verwischte Blut-Lymph-Zone

Nebel bzw. wolkige, flächige Tophi - die Tophi liegen weiter innen in der mittleren Ziliarzone

Sehr oft sieht man ein leuchtendes Weiß
=> Schwerpunkt Krause und BL-Zone
= Hinweis auf azide Diathese

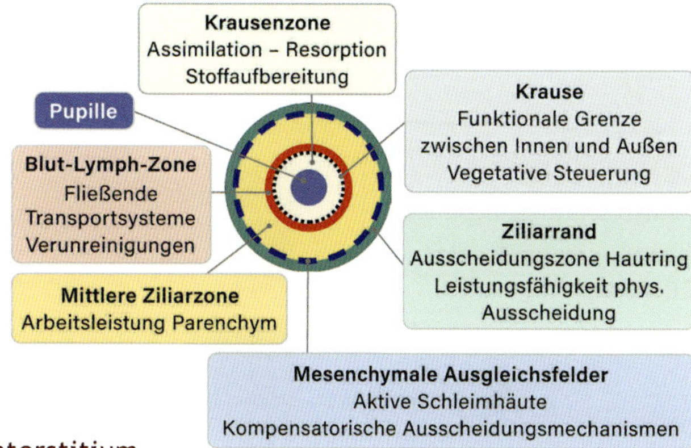

Stagnation übermäßiger kalter Feuchtigkeit im Klärstrom

Primär: Fließsysteme
Sekundär: Gewebe = „Durchstau" des Klärstroms ins Interstitium
=> Eliminationsschwäche für Schärfen

Symptomatik basiert auf Wärme- bzw. Energiemangel, Schärfen, die nicht ausgeschieden werden/wurden, und Säftestagnation

Konstitution ist sehr häufig

Mischkonstitutionen zwischen hydrogenoider Konstitution und lymphatischen Varianten sowie plethorischer Konstitution sind häufig

Durch die Retention (Ansammlung) der Schärfen ergeben sich multiple, der Schärfenqualität entsprechende Folgeerscheinungen

Die hydrogenoide Konstitution kann auf Basis aller Grundkonstitutionen vorhanden sein

Tophi sind in jedem Fall auch hier ein Hinweis auf phlegmogene Ersatzausscheidungen

Wärmemangel ist auch dann vorhanden, wenn in der Krausenzone keine auffälligen Abdunklungen sichtbar sind. **Wenn vorhanden, umso gravierender!**

Dulcamara D6
Natrium muriaticum D6
Natrium sulf. D6
Thuja D6

Acorus calamus
Betula pendula
Gentiana lutea
(Juniperus com.)
Levisticum officinale
Linaria vulgaris
Ononis spinosa
Pimpinella anisum
Quassia amara
Taraxacum officinale
Thymus serpyllum

Multiple Störungen im Wasserhaushalt

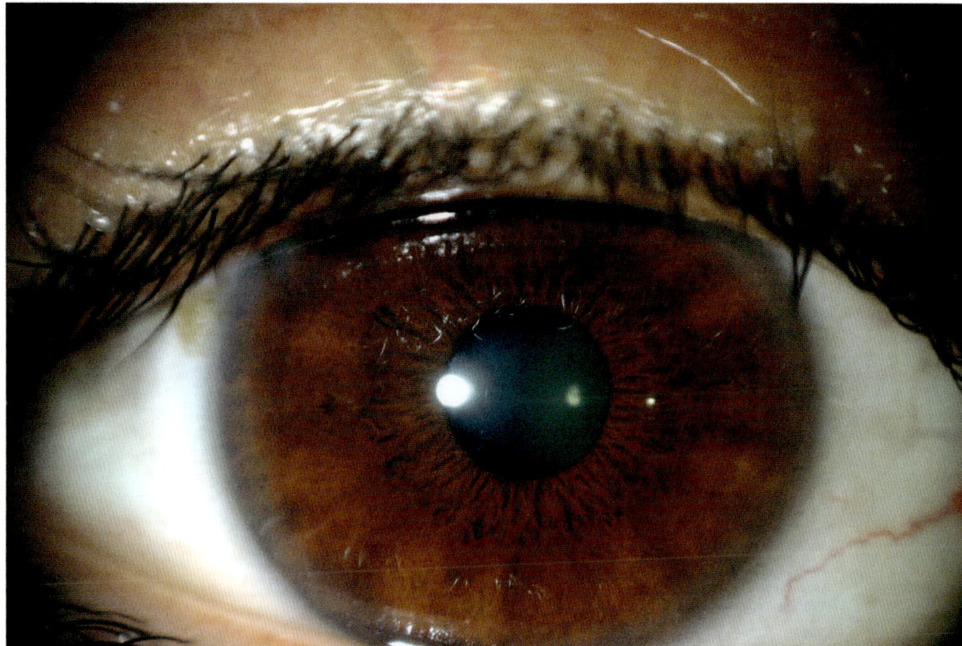

Hydrogenoide Konstitution – Braune Iris

In der Tiefe des Irisstroma liegende flächige, nebelartige Felder in der mittleren Ziliarzone

Sind häufiger in der unteren Irishälfte zu sehen

Diese Bereiche sind heller als die sonstige Irisfarbe (wie abgeschabte helle Flecken auf braunem Leder)

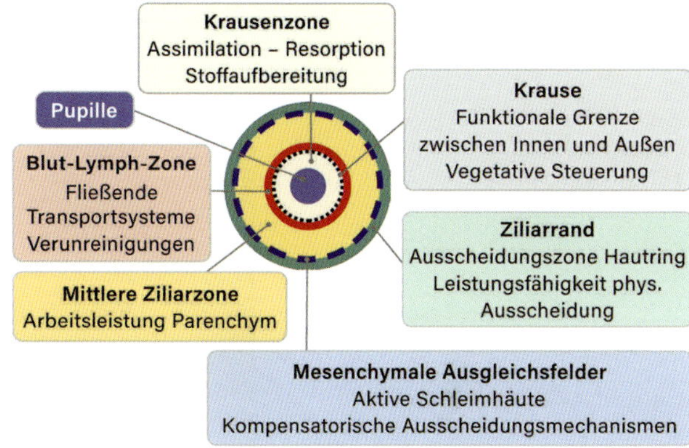

Stagnation übermäßiger kalter Feuchtigkeit im Klärstrom

Primär: Fließsysteme

Sekundär: Gewebe = „Durchstau“ ins Interstitium

=> Eliminationsschwäche für Schärfen

Symptomatik basiert auf Wärme- bzw. Energiemangel, Schärfen, die nicht ausgeschieden werden/wurden, und Säftestagnation

Konstitution ist sehr häufig

Sichere Erkennung im braunen Auge erfordert Übung, ist leicht zu übersehen

Mischkonstitutionen zwischen hydrogenoider Konstitution und lymphatischen Varianten sind häufig

Durch die Retention (Ansammlung) der Schärfen ergeben sich multiple, der Schärfenqualität entsprechende Folgeerscheinungen

Die hydrogenoide Konstitution kann auf Basis aller Grundkonstitutionen vorhanden sein

Tophi sind in jedem Fall auch hier ein Hinweis auf phlegmogene Ersatzausscheidungen

Wärmemangel ist auch dann vorhanden, wenn in der Krausenzone keine auffälligen Abdunklungen sichtbar sind. **Wenn vorhanden, umso gravierender!**

Phytolacca D6
Rhus tox. D6
Rhododendron D6
Clematis vitalba D6

Acorus calamus
Agropyrum repens
Althea officinale
Angelica archangelica
Artemisia abrotanum
Calendula officinale
Cetraria islandica
Eleutherococcus
Euphrasia rostkoviana
Geranium robertianum
Glechoma hedera
Grindelia robusta
Inula helenium
Juglans regia
Lamium album
Myosotis arvense
Pelargonium renif./sid.
Pimpinella major
Plantago lanceolata
Primula veris
Sambucus nigra
Scrophularia nodosa
Smilax officinale
Thymus serpyllum
Tussilago farfara
Viola tricolor

Kompensatorische Ersatzausscheidungen über Haut und Schleimhäute

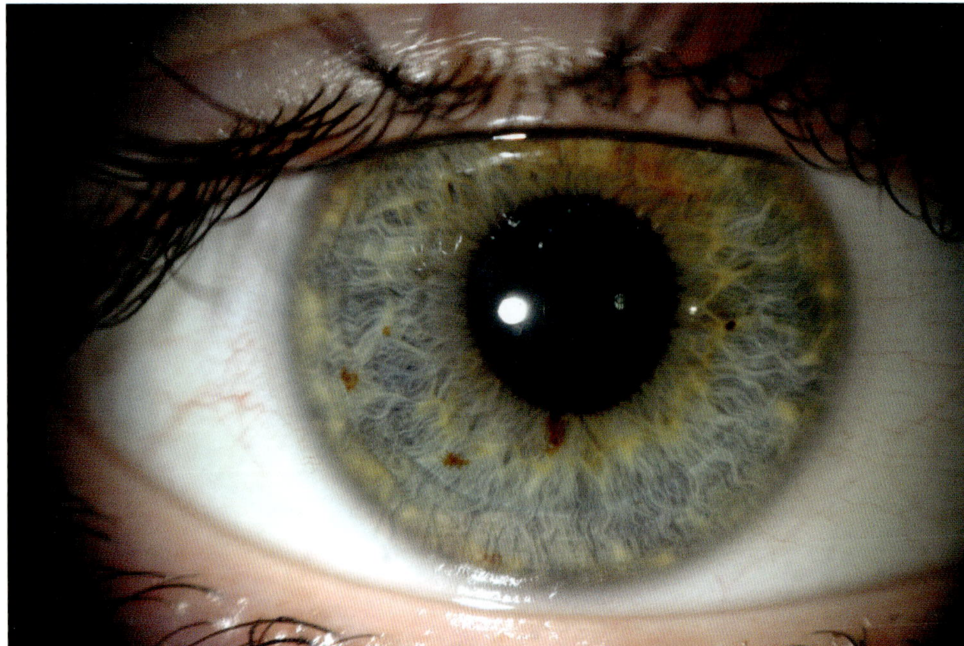

Katarrhalisch-rheumatische Konstitution

Weiße oder pigmentierte Tophi in Zone „Mesenchymale Ausgleichsfelder“

Helle, verschmierte evtl. pigmentierte Blut-Lymph-Zone => kalte Feuchtigkeit (Nährsäfte)

Pigmente als Zeichen für übermäßige Bildung von Schärfen aufgrund defizitärer Coctio

Dunkler Ziliarrand = Insuffizienz der physiologischen Ausscheidungen

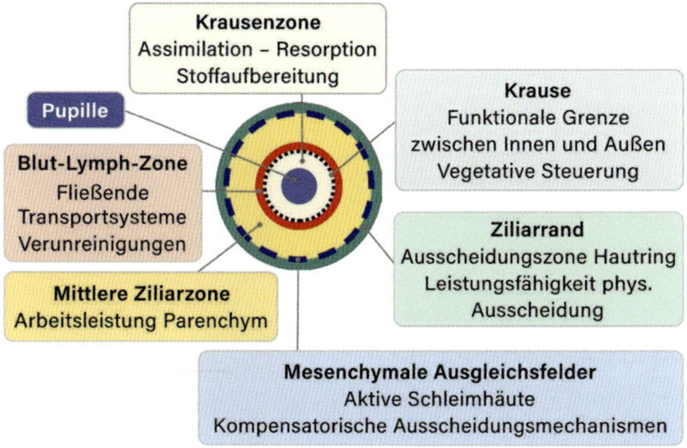

Kompensatorische Ausscheidung über Haut, Schleimhäute und seröse Häute

Energiemangelsyndrome: Störungen im Calcium-, Magnesium- oder Natriumhaushalt = Schüßler-Salze

Je dunkler die Krausenzone, desto größer der Mangel an physiologischer Wärme

Vikariationen lassen Krankheitsprozesse für den Gesamtorganismus problematisch werden, insbesondere wenn die Krankheit nach innen vordringt => fehlende Ausscheidungsmöglichkeit

Exsudative Form der Skrofulose

Häufig Basis der allergischen Diathese

Agraphis nutans D6
Apis mellifica D6
Barium carb. D6
Calcium carb. D6
Thuja D6

Acorus calamus
Artemisia abrotanum
Calendula officinale
Euphrasia rostkoviana
Geranium robertianum
Glechoma hederacea
Juglans regia
Pelargonium renif./sid.
Pimpinella anisum
Primula veris
Pulmonaria officinale
Viola tricolor
Vitex agnus-castus

Pathophysiologisches Überwiegen des phlegmatischen Prinzips mit Stagnationen im Lymphfluss

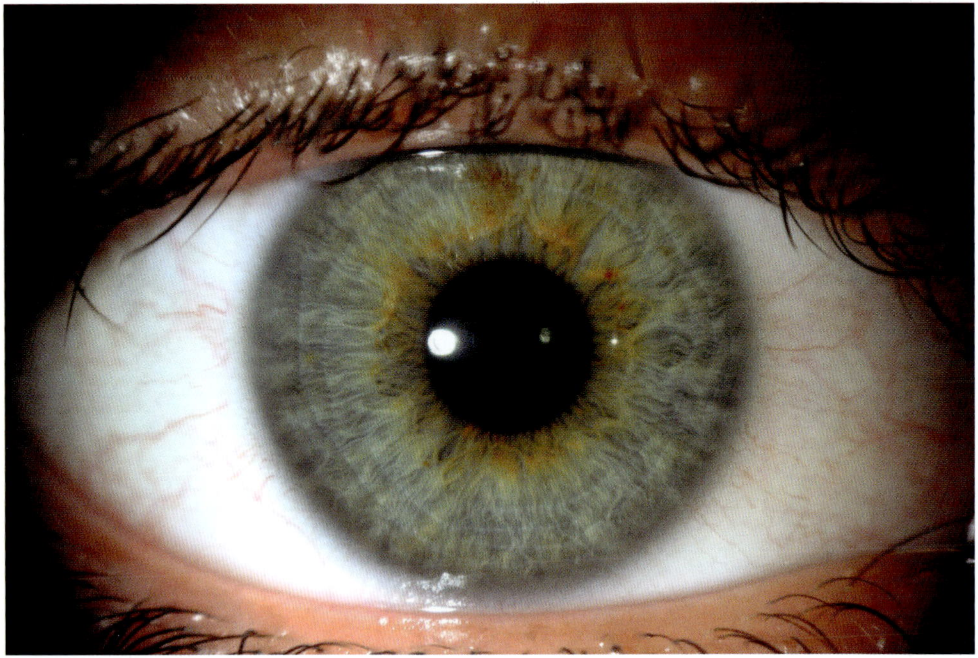

Lymphatisch-hyperplastische (Phlegmogen-hyperpl.) Konstitution

Dezente, unscharf begrenzte Tophi in der Zone „Mesenchymale Ausgleichsfelder“
=> bilden so wolkigen Ring vor der Ziliarzone

Pigmente können aufgelagert sein

Helle, verschmierte Blut-Lymph-Zone,
auch häufig mit Pigmenten

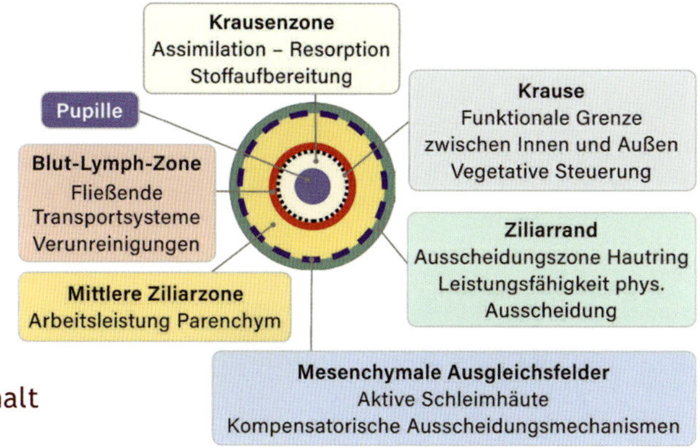

Pathologisches Überwiegen von kalter Feuchtigkeit
=> defizitäre Coctio

Energiemangelsyndrome:
Störungen im Calcium-, Magnesium- oder Natriumhaushalt
= entsprechende Schüßler-Salze

Kompensatorische Ausscheidung über Haut und Schleimhäute,
gelegentlich seröse Häute

Vikariation von Krankheitsprozessen

Optimierung Coctio – Aktivierung Lymphfluss

Schärfen-Elimination durch Aktivierung der Ausscheidungsorgane

Ist eine pathophysiologische Vorstufe der katarrhalisch-rheumatischen Konstitution

Bei Unsicherheit, v. a. wenn entsprechende Symptome bestehen, sollte die Interpretation
katarrhalisch-rheumatische Konstitution sein

Einschränkung der Leistungs- und Funktionsfähigkeit des Lymphsystems

Barium carbonicum D6
Barium jodatum D6
Silicea D12
Graphites D6

Artemisia abrotanum
Acorus calamus
Asplenium scolopendrium
Calendula officinale
Eleutherococcus
Geranium robertianum
Juglans regia
Myosotis arvense
Pelargonium renif./sid.
Scrophularia nodosa
Zingiber officinale

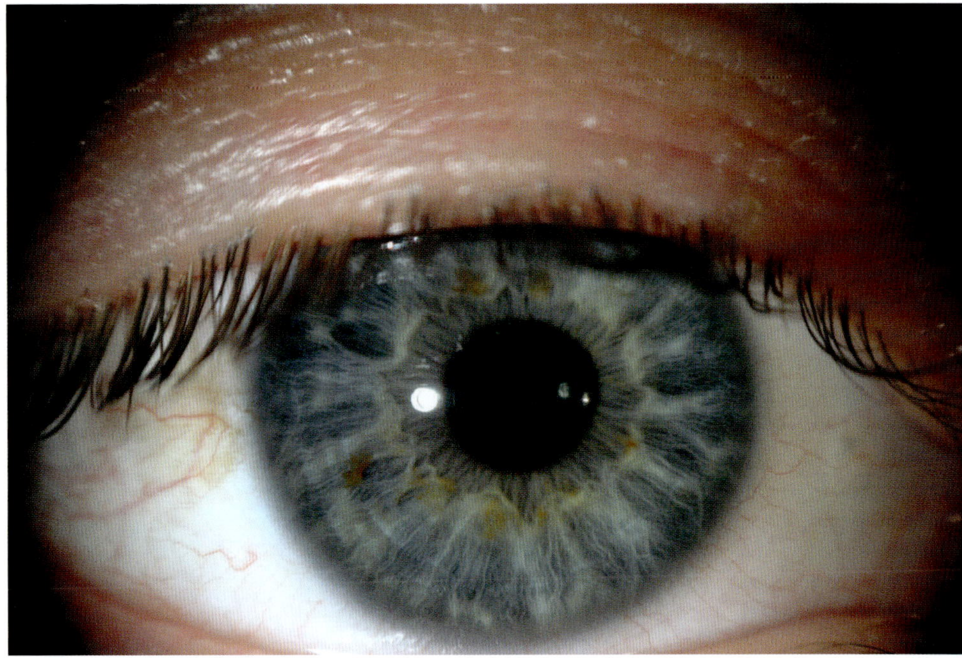

Lymphatisch-hypoplastische (Phlegmogen-hypopl.) Konstitution

Speichenförmige Trabekel oder Faserbüschel, ausgehend von der Krause in Richtung Ziliarrand

In der Mischiris braune Pigmentstreifen oder Schnupftabakpigmente, speichenförmig in Richtung Ziliarrand

Viele Lakunen, Krypten oder Lockerungszeichen können auftreten => besonders im HNO-Bereich

Ziliarrand abgedunkelt, Trabekel ziehen zu den Tophi

Qualitative, hypokinetische Einschränkung der Leistungs- und Funktionsfähigkeit des Lymphsystems, auch erworben durch eine chronische Überlastung des Lymphsystems

Mit oder ohne organische Degeneration der lymphatischen Gewebe

Dynamik und Effizienz der Lymphgefäße vermindert sich immer weiter
=> Defizite bei der Elimination von Überschusssäften und Schärfen aus dem Interstitium (Pischinger-Raum)

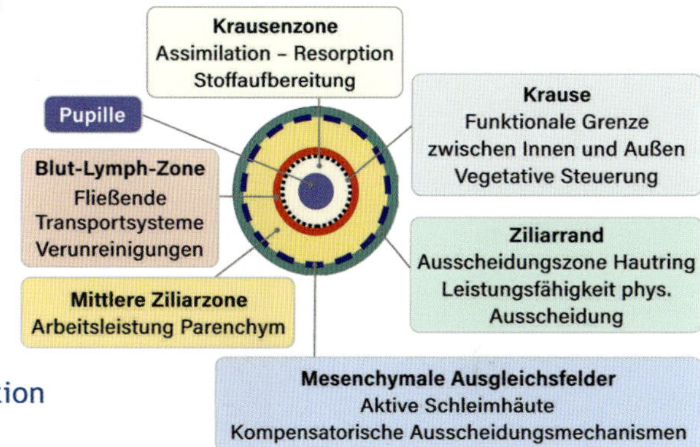

Schärfen haben häufig schwarzgallige Qualität

Die Pathophysiologie erzeugt große Empfindlichkeit für endo- und exogene Reizfaktoren

=> chronisch-rezidivierende Krankheitsverläufe (inkl. Degeneration)

=> langwierige Rekonvaleszenz und verzögerte Regeneration

Es stehen keine strukturellen Abbauprozesse des Lymphsystems im Vordergrund, treten nur bei Destabilisierung der Konstitution als Spätfolge auf

Es bestehen aber in jedem Fall Insuffizienzen des Immunsystems und des lymphatischen Klärstroms

Carbo veget. D6
Kalium sulf. D6
Conium D6
Drimia maritima D6

Acorus calamus
Althea officinale
Angelica archangelica
Asplenium scolopendrium
Borago officinale
Calendula officinale
Cichorium intybus
Eleutherococcus
Euphrasia rostkoviana
Fumaria officinale
Grindelia robusta
Plantago lanceolata
Primula veris
Salix alba
Thymus vulgaris
Viola tricolor

Überwiegen des melancholischen Prinzips

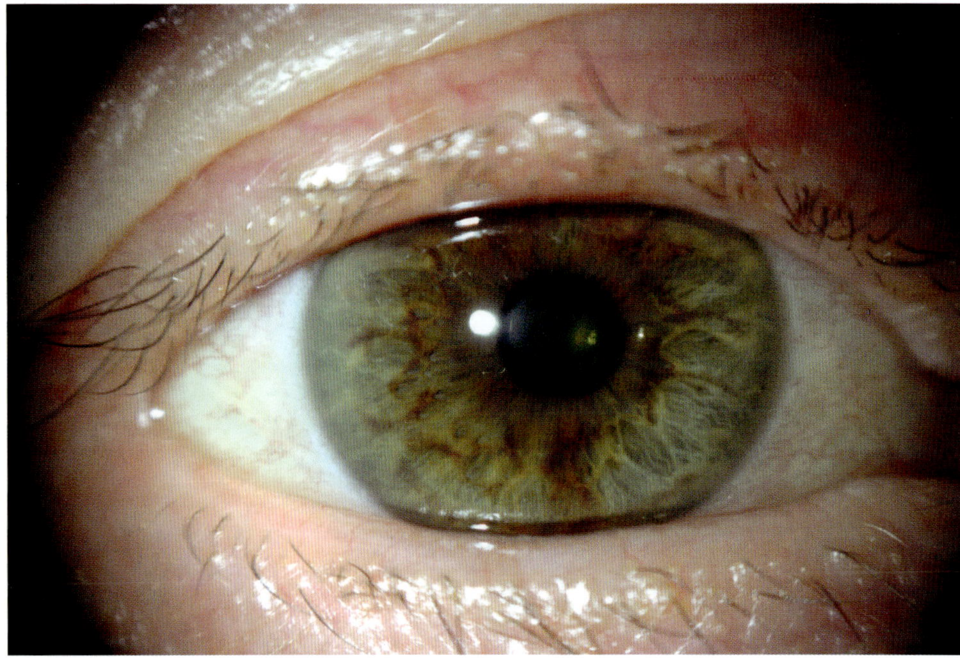

Melanchologene (Carbonitrogenoide) Konstitution

Ganze Iris wirkt „schmutzig“ mit verschiedenen Pigmenten

Mögliche Pigmentfarben: ocker/beige = Milzfarbe, grau/schwarz, schmutziges Braun
=> Häufig Farbübergänge

Ausstrahlen der Pigmente von der Blut-Lymph-Zone bis in die Mittlere Ziliarzone

Multiple kleine Krypten in allen Bereich der Iris = Gallelöcher

Übermaß an SG bzw. SG-Schärfen in Kombination mit eliminatorischer Insuffizienz der Milz
=> Kakochymie

Funktionseinschränkung bis zur Blockade von Vitalprozessen

Stagnation Säftefluss, besonders Klärstrom

Defizit des ernährenden Prinzips
=> Milz kann die Nährsäfte nicht verteilen

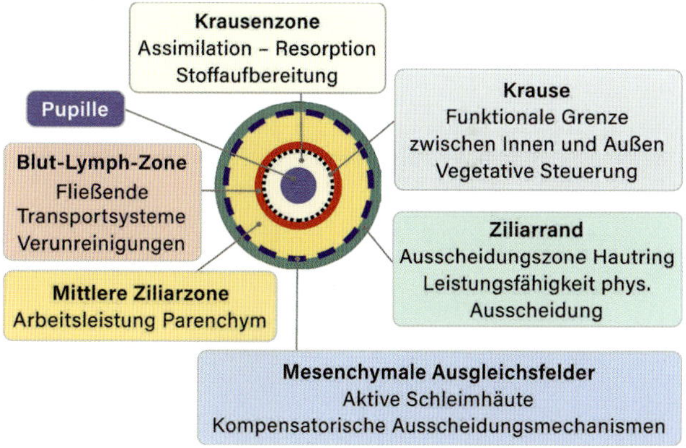

Verstärkungszeichen: Transversalen **untere Irishälfte**
= Hinweis für passive Stauungszustände im Abdomen

Der Milzsektor weist regelmäßig Zeichen auf wie Lakunen, sonstige Lockerungszeichen, sektorale Krausenerweiterung, Reizfasern, Aufhellung, breiter dunkler Ziliarrand, evtl. als Milzdreieck

Im Übermaß wirkt die kalte und trockene Melancholera als Bremsklotz aller physiologischen Funktionen sowie der Regulations-, Überwindungs- und Heilungsprozesse

Calcium silicicum D6
Calcium fluoratum D6
Kalium alumin. sulf. D6
(= Alumen D6)
Silicea D12

Capsella bursa-pastoris
Equisetum arvense
Plantago lanceolata
Polygonum aviculare
Pulmonaria officinale

Einschränkung der Leistungs- und Funktionsfähigkeit des Pischinger-Raums

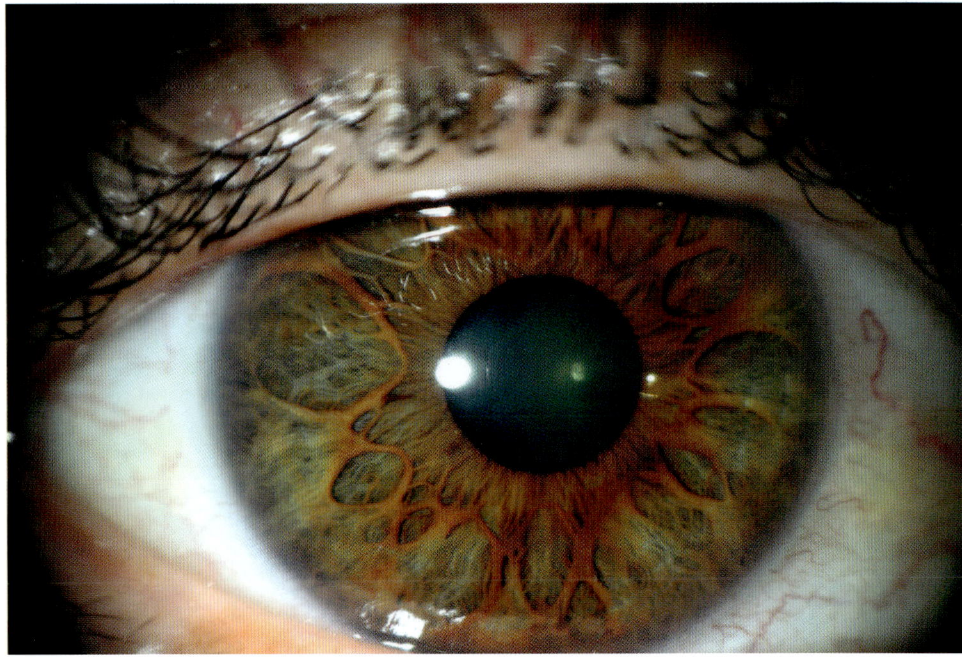

Mesenchymal-hypoplastische Konstitution

Zerrissenes vorderes Stromablatt -
teilweise nur noch Reste sichtbar => Geisteriris

Sehr lockeres Irisstroma mit vielen Lakunen, Krypten und Trabekeln

Krausenzone und Ziliarrand häufig abgedunkelt

Eventuell **multiple Pigmente**

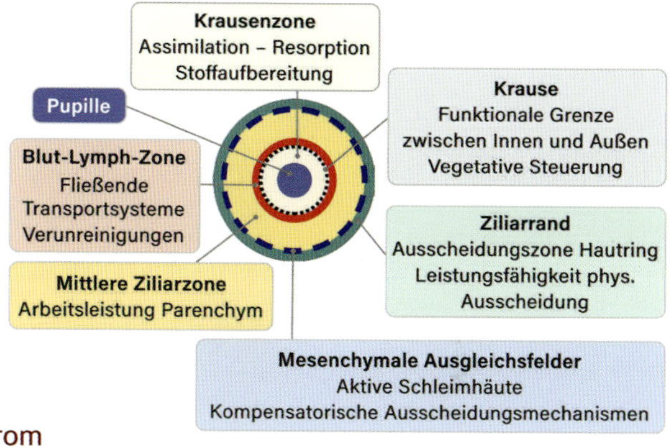

Insuffizienz des Bindegewebes

Defizite aller Grundregulationen des Pischinger-Raums
=> Blockade der Transitstrecke durch reduzierten Klärstrom

Die Pathophysiologie der mesenchymal-hypoplastischen Konstitution ist tiefgreifender und universeller als die endokrin-vegetative Konstitution (=> Überschusssäfte und Metaboliten)

Krausenzone abgedunkelt = Defizit physiologischer Wärme

Ziliarrand abgedunkelt = Schwäche der Eliminationsorgane

Bei Auftreten multipler Pigmente erfolgt die Interpretation entsprechend der Farbe

Hat Ähnlichkeit mit der endokrin-vegetativen Konstitution => manchmal schwer zu unterscheiden, im Zweifel als mesenchymal-hypoplastische Konstitution interpretieren

Bei dieser Konstitution sieht man recht häufig den scharf begrenzt durchscheinenden Sphincter pupillae:
NIEMALS als Aufhellung der Krausenzone interpretieren

Clematis vitalba D6
Coccus cacti D6
Natrium muriaticum D6

Alchemilla vulgaris
Artemisia abrotanum
Berberis vulgaris
Equisetum arvense
Geranium robertianum
Levisticum officinale
Sarsaparilla officinale
Solidago virgaurea
Taraxacum officinale

Ausreifungsstörung des Nierenparenchyms mit Eliminationsschwäche

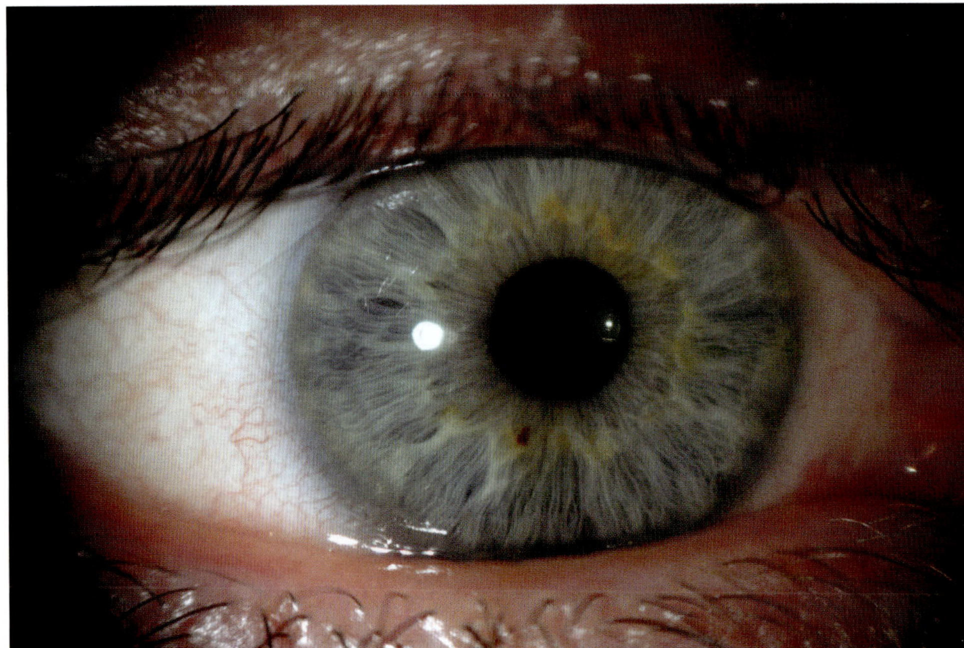

Nephrogene (Renale) Konstitution

Zartgelbe, transparente Pigmente (Nierenpigment) => vorwiegend in der BL-Zone

Im Sektor Urogenitalbereich Lockerungszeichen, Lakunen, dunkle Felder, aberate Fasern, Transversalen

Zusätzlich auch Lockerungszeichen, Lakunen in den HNO-Sektoren, häufig mit Reizfasern

Mangelhafte Ausreifung und Differenzierung des Nierenparenchyms

Labilität und mangelnde Belastbarkeit nierenspezifischer Funktionen (Elimination, Wasser- und Mineralhaushalt) der ableitenden Harnwege und des Genitalsystems => betrifft Männer und Frauen: Diverse Fertilitätsstörungen aufgrund mangelnder Nierenenergie

Defizitäre DAO-Speicherung und Freisetzung => Allergien, Entzündungen

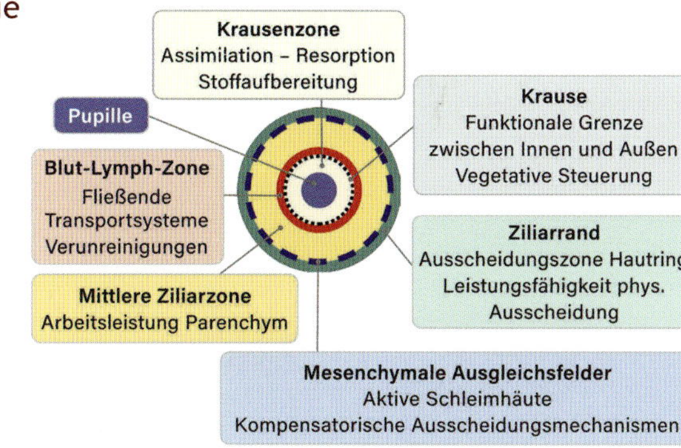

Treten Zeichen im HNO-Bereich auf, ist dies ein Hinweis auf übereinstimmende Beziehung in der Pathophysiologie zwischen eingeschränkter Leistungsfähigkeit der Nieren und des Lymphsystems des Kopfes

Systemische Folgen ergeben sich meist sekundär an anderen Organen = Schärfenbelastung durch verminderte Ausscheidung

Hell-, strohgelbe, transparente Pigmente weisen immer auf die Nieren hin!

Außer Harnsteinen und Blasenentzündungen entsteht eine Pathologie der Urogenitalorgane erst im fortgeschrittenen Alter

In sanguinogenen Augen und in stark braun pigmentierten Mischiriden ist das typische Nierenpigment nicht erkennbar. **Nierenenergie darf niemals geschwächt werden.**

Häufige Kombinationen mit allen lymphatischen Varianten

Ambra grisea D6
Asa foetida D6
Hyoscyamus D6
Ignatia D6
Kalium phosphor. D6
Kalium bromatum D6

Angelica archangelica
Borago officinale
Humulus lupulus
Hypericum perforatum
Lavendula angustifolia
Melissa officinale
Passiflora incarnata
Piper methysticum

Ausreifungsstörung des Nervensystems

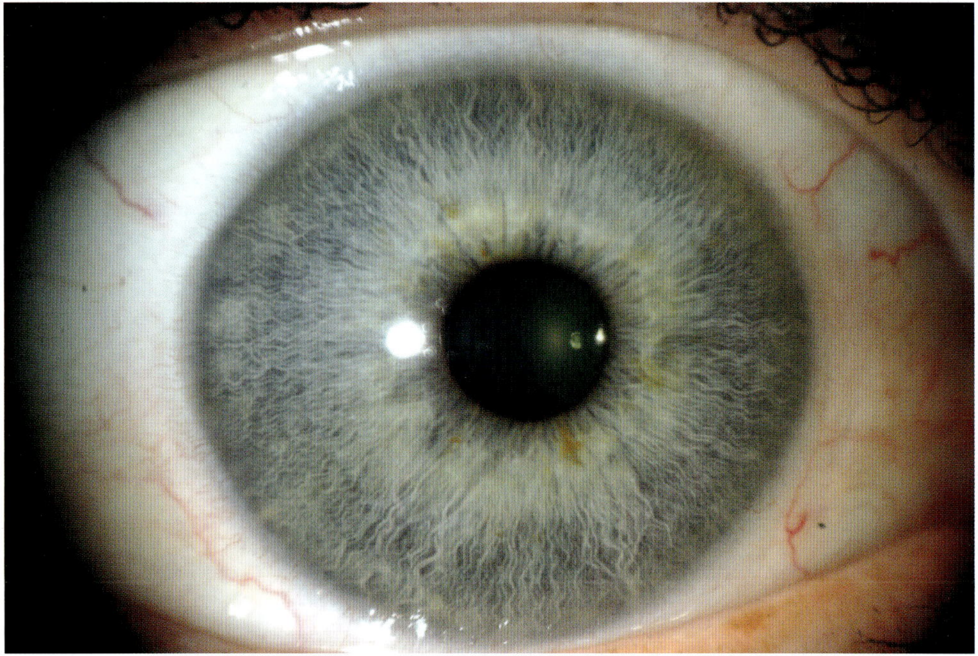

Neurogene (Neuropathisch-neurolymphatische) Konstitution

Sehr zarte, relativ gleichmäßige Fasern des Irisstromas => gewellt oder straff gespannt

Häufiger im blauen oder gemischtfarbenen Auge

In einer braunen Iris häufig durch die aufgelagerten braunen Pigmente verdeckt

Häufig Zirkulärfurchen => Helligkeit gibt Auskunft über den Grad der Spasmophilie

Krause und BL-Zone sind oft aufgehellt => Hinweis auf gelbgallige Belastung (Skrofulose)

Unphysiologisch gesteigerte Sensibilität und Irritabilität des Nervensystems (sensibel, sensorisch, motorisch und vegetativ)

Instabilität der nervalen Funktionen

Abgrenzungsprobleme

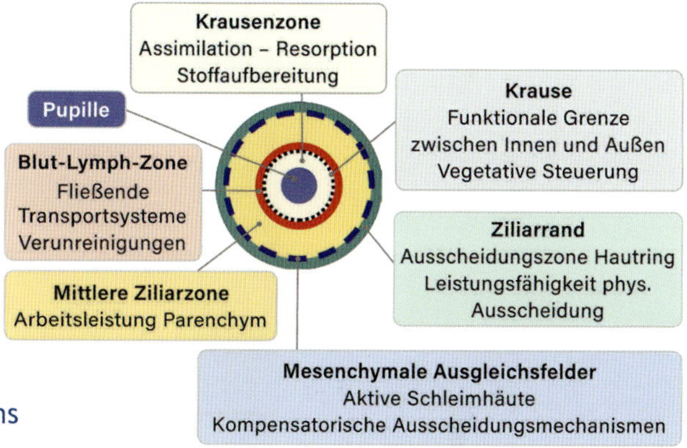

Neurogene Patienten sind sehr feinfühlig, seelisch, geistig und vegetativ wenig belastbar = Überempfindlichkeit gegen physische, psychische und mentale Reize

Intensives Krankheitsgefühl und hoher Leidensdruck

Je straffer die Fasern, umso höher die Irritabilität

Basis für Störungen bei der Ausreifung des Nervensystems in der Kindheit (Skrofulose)

Intensive, schnelle Reaktion auf Therapien = Auftreten von Erstreaktionen

=> Sinnvoll sind sanfte Therapiereize, niedrige Dosierung von Arzneien

Häufig Basis einer spasmophilen und/oder allergischen Diathese

Kann mit allen konstitutionellen Varianten kombiniert sein

Acidum phos. D6
Arsenum jodatum D6
Barium jodatum D6
Calcium jodatum D6
Calcium phos. D6
Kalium jodatum D6

Borago officinale
Eleutherococcus
Lycopus virginicus
Rhodiola rosea

Überschießende Wärmeprozesse mit hohem Energieverbrauch

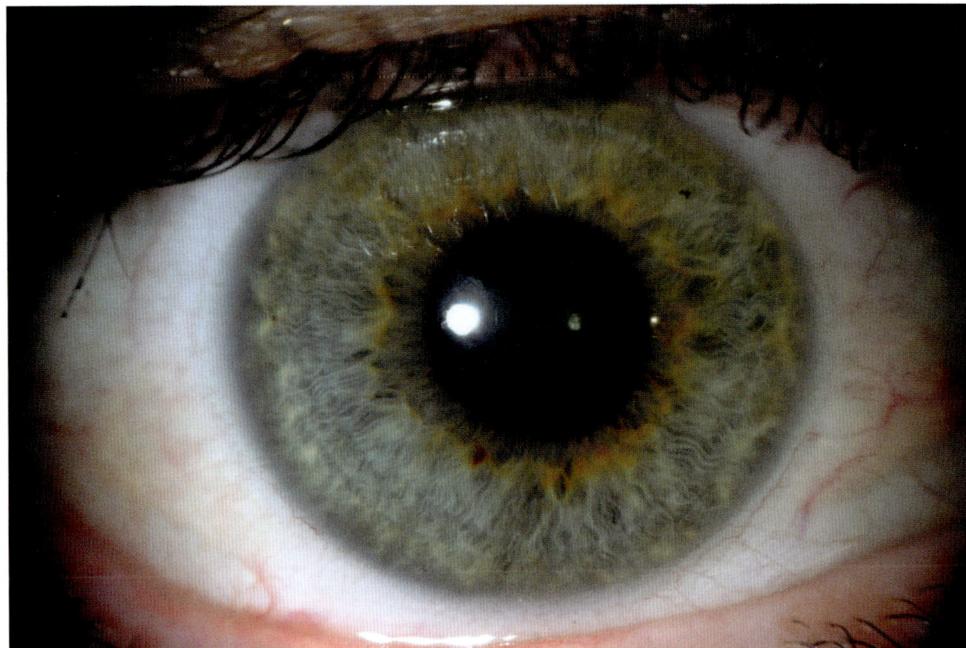

Oxygenoide Konstitution

Enge Krausenzone, schmaler als ¼ der Gesamtbreite der Iris
Auch sektorale Verengung der Krausenzone ist wichtiges Zeichen mit Bezug zum jeweiligen Organsystem gemäß der sektoralen Topografie

Unphysiologisch gesteigerter Energieverbrauch aller Vitalprozesse
=> Instabilität der Energiebilanz mit Gefahr des Verlustes der Energiereserven

Stets gesteigerte Produktion von Schärfen => Prägen die Symptomatik

Phase 1: Energiebilanz ausgeglichen bzw. kann spontan wieder ausgeglichen werden
=> Dynamische Vital-, Überwindungs- und Heilungsprozesse

Phase 2: Energiebilanz dauerhaft defizitär
=> Hypokinetische Insuffizienzen in allen Bereichen
=> Chronizität, Degeneration, Reaktionsblockaden
=> Symptomatik und Reaktionsweise hat melancholieähnlichen Charakter

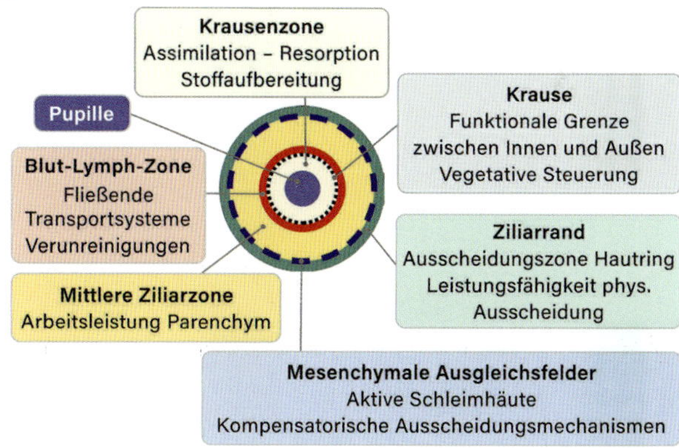

Jede therapeutische Maßnahme benötigt Energie für die Reaktion => Sanfte, gezielte Therapiereize

Durch erwärmende, tonisierende, stärkende Maßnahmen kann ein energetisches Defizit weiter verstärkt werden

=> Primär Aufbau/Stabilisierung der Energiebilanz!

=> Keine energetisch schwächenden (säfteentziehenden) Maßnahmen!

Die enge Krausenzone gehört zu den wichtigsten Iriszeichen überhaupt

Jede Krankheit kann auf der Basis einer oxygenoiden Konstitution entstehen bzw. durch sie modifiziert werden

Oxygenoide Merkmale im Auge sollten immer therapeutisch berücksichtigt werden!

Kann ausnahmslos mit jeder Konstitution kombiniert sein

Natrium sulf. D6
Nux vomica D6
Lycopodium D6
Sulfur D6

Achillea millefolium
Aesculus hippocastanum
Aloe vera
Artemisia abrotanum
Asplenium scolopendrium
Chelidonium majus
Hamamelis virginiana
Linaria vulgaris
Melilotus officinale
Quassia amara
Ruscus aculeatus
Serenoa repens
Silibum marianum
Taraxacum officinale
Viscum album

Blutfülle mit Tonusdefizit im ven. und lymph. System (Klärstrom)

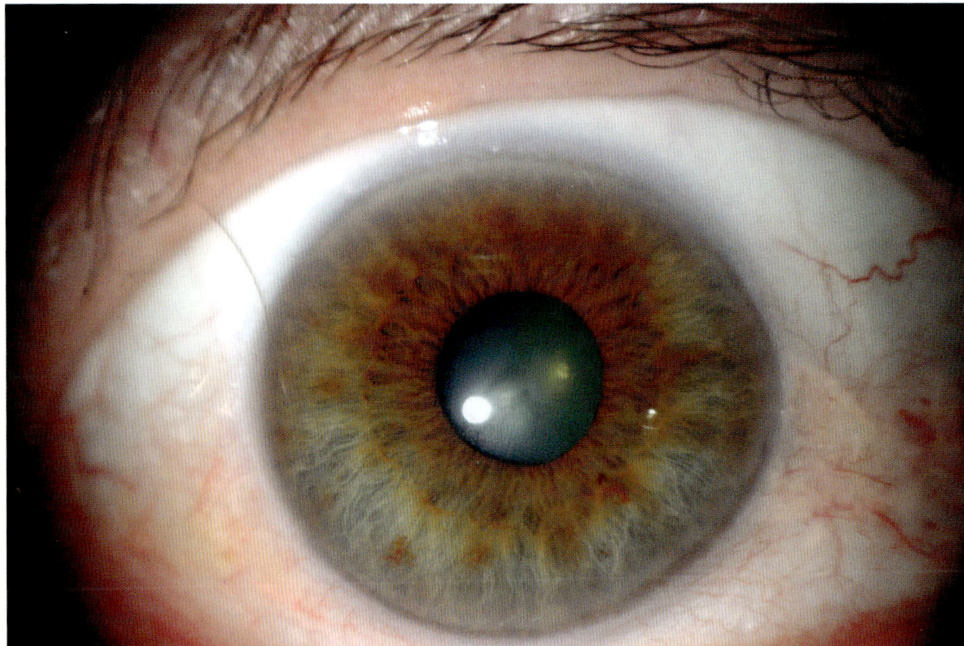

Plethorische Konstitution

Erweiterung der Krausenzone über 1/3 => gesamte Iris oder Teilbereich möglich

Faserstruktur der Iris ist recht locker

Auftreten von Transversalen, evtl. vaskularisiert = betroffen sind die Organsysteme, durch die die Transversalen ziehen

Transversalen, die im rechten Auge durch den Leber-Galle-Sektor ziehen bzw. im linken Auge durch den Milzsektor = Pfortader-Plethora

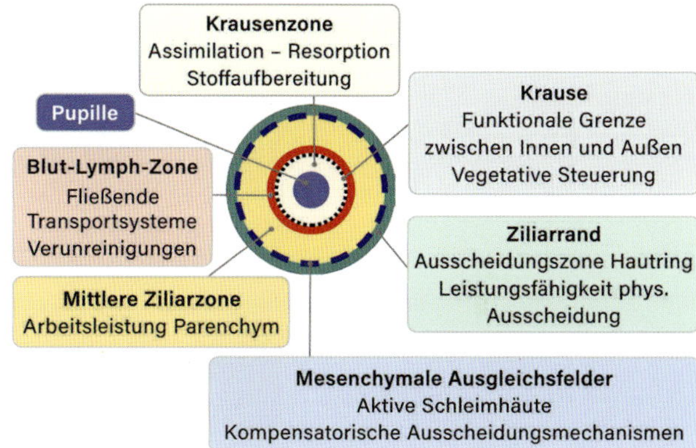

Übermäßige Blutfülle mit unphysiologischer Qualität => Plethora vera

Lokale Stagnation des Blutflusses im venösen Schenkel = Plethora spuria

Passive Stauung durch Atonie des Venen- evtl. Lymphsystems

Atonie abdomineller Organe

„Verstopfung" der Organe ist bedingt durch Plethora im Kapillarsystem

Häufig betroffen ist das abdominelle Venensystem, speziell Pfortadersystem, mit Wirkung auf die Funktionalität des Leber-Galle-Systems und der Milz (Stau in die V. lienalis) => GG- oder SG-Symptomatik

Abdunklungen am Ziliarrand. Besonders häufig in den Sektoren Leber/Galle, Milz und Urogenitaltrakt => Zeichen der Ausscheidungsschwäche der Organe

Bei Erweiterung von einzelnen Sektoren ist das Organsystem betroffen

Antimonium crudum D6
Calcium sulf. D6
Calcium silicium D6
Graphites D6
Hydrocytole asiatica D6
Psorinum D12
Sulfur D6
Thuja D6

Artemisia abrotanum
Calendula officinale
Galium verum
Geranium robertianum
Juglans regia
Myosotis arvense
Scrophularia nodosa
Viola tricolor

Insuffiziente Immunreaktion - Torpide Skrofulose

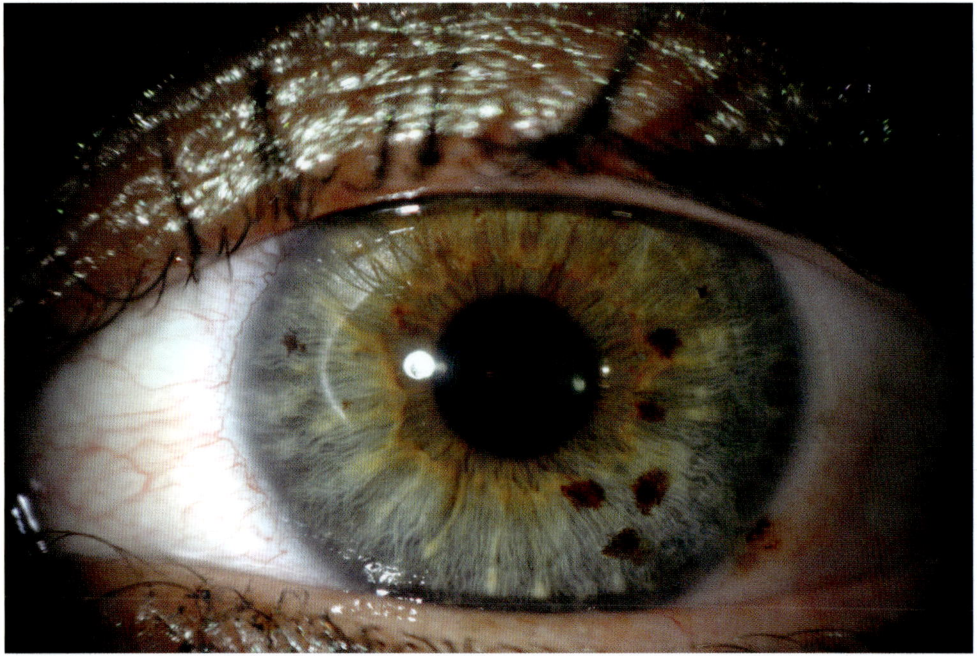

Psorische Konstitution

Zahlreiche, verschiedenfarbige, auch schwarze fleckförmige Pigmente - schon im Kindesalter = bunte Iris

Abdunklungen in der Krausenzone, evtl. pigmentiert

Lockeres Gewebe in der Ziliarzone mit offenen und geschlossenen Lakunen

Flächige Verdunklungen mit Krypten

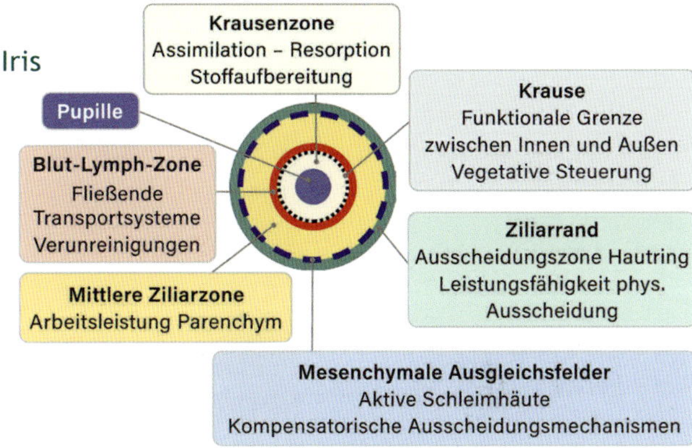

Allgemeine Abwehrschwäche durch ererbte Insuffizienz des Immunsystems

Fokus liegt hier auf der Abwehrfunktion der Haut

Die psorische Konstitution ist eine irisdiagnostische Darstellung der torpiden (reaktionsträgen) Skrofulose mit ihrer vielfältigen Pathophysiologie

Leitet sich von der Hahnemann'schen Miasmenlehre ab
= „zurückgeschlagene“ (unterdrückte) Hautkrankheiten wirken als Auslöser genetischer Veränderungen, die an die Nachkommen weitervererbt werden

Reaktionsschwäche auf endogene und exogene Reize mit überwiegend hypo- oder hyperkinetischen Reaktionen, Ersatzausscheidungen, Vikariationen und häufigen Rezidiven aller Krankheiten

Impfungen sind bei dieser Konstitution ein stark destabilisierender Faktor

Arnica D6
Sanguinaria D6
Valeriana D2

Arnica montana
Capsella bursa-pastoris
Crateagus laevigata
Cytisus scoparius
Leonurus cardiaca
Oxalis acetosella
Valeriana officinale

Rezidivierende art. Kongestion bei gleichzeitig ven. Detonisierung

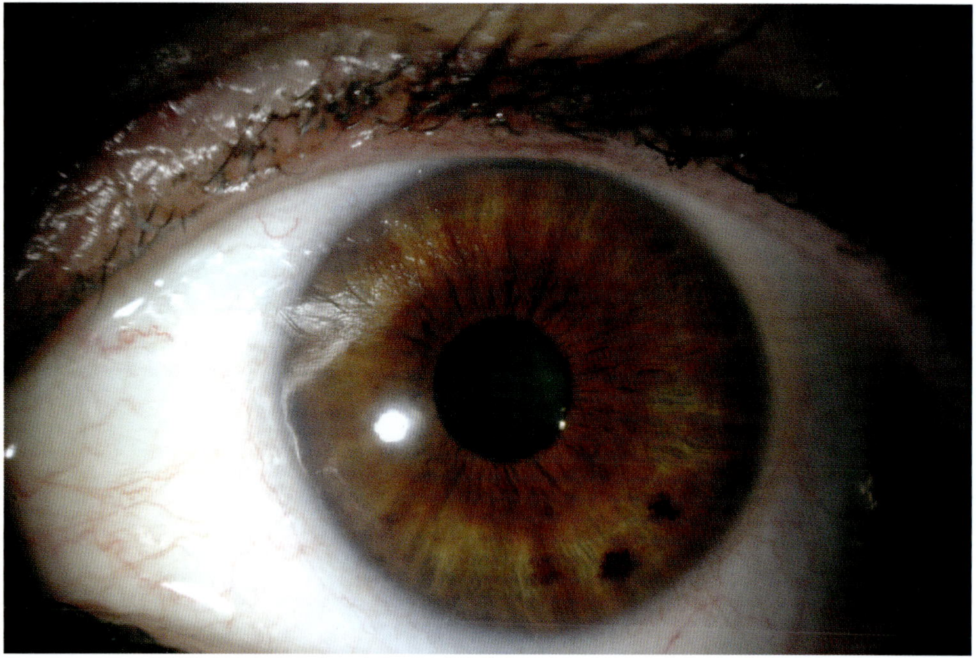

Hämangiotische Diathese (Konstitution)

Helle Reizfasern in der Ziliarzone, manchmal vaskularisiert

Kongestionsfurchen, stehende (ovale) Pupille

Schon im mittleren Erwachsenenalter tritt ein Arcus lipoides in den Kopfsektoren auf

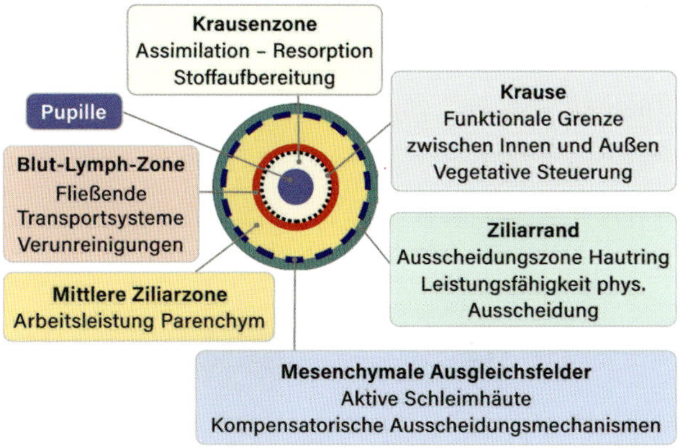

Übersteigerte Dynamik der arteriellen Blutgefäße = Kongestion des Herzens

Gegensätzliche Reaktionsweise des Gefäßsystems auf GG-Schärfen:

=> Tonisierung im arteriellen Schenkel

=> Detonisierung im venösen Schenkel

Es gibt häufig Patienten, bei denen zusätzlich zu den hyperkinetischen Reaktionen des arteriellen Systems plethorische Zustände im venösen System auftreten
=> Stauungsproblematik im Gewebe wird weiter verstärkt

Häufig prägt die hämangiotische Pathophysiologie nur eine vorübergehende Lebensphase

Einzige Diathese (Konstitution), die irisdiagnostisch nicht sicher zu identifizieren ist

Iris setzt nur unspezifische, manchmal gar keine Zeichen

Psychische Belastungen wirken auslösend und verstärkend auf die Symptomatik

Die hämangiotische Diathese (Konstitution) ist das Gegenstück zur plethorischen Konstitution

Acidum formicicum D6
Apis D6
Arsenum jodatum D6
Histaminum D12
Thuja D6

Agrimonium eupatorium
Asplenium scolopendrium
Eleutherococcus
Juglans regia
Myosotis arvense
Artemisia abrotanum
Petasites hybridus
Scrophularia nodosa

Hyperkinetische Immunreaktion

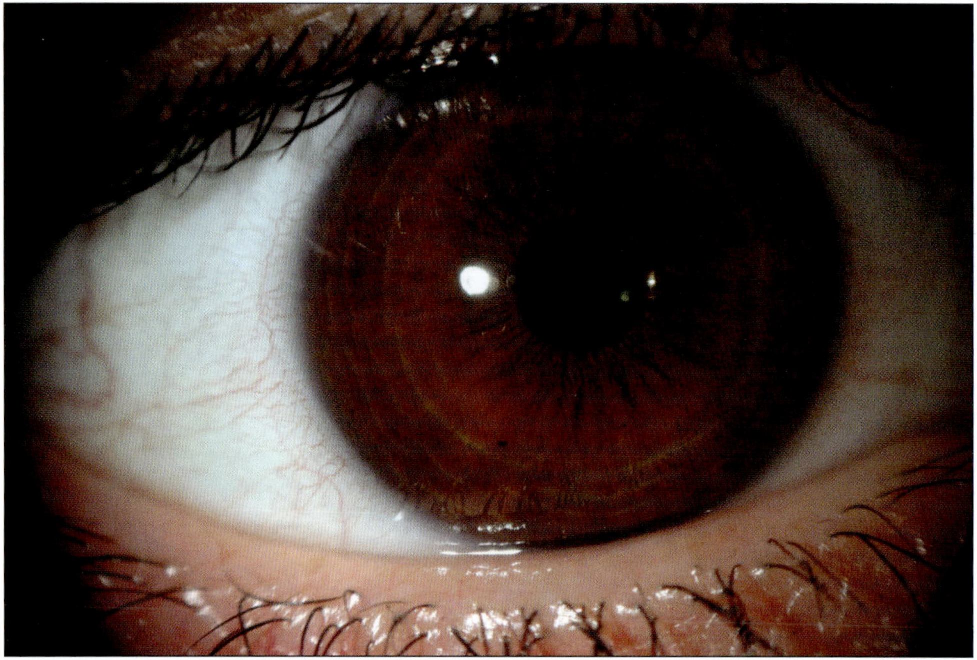

Allergische Diathese

Feines Netz von Konjunktivalgefäßen = Gefäßdornenkrone

Netz zieht sich von der Sklera bis an den Ziliarrand, manchmal kleine Ausläufer in die Cornea

Krankhaft erhöhte Sensibilität gegenüber Einflüssen aus der Umwelt und der Nahrung mit überschießender Reaktionslage des Immun- und Nervensystems

Unvollständige Coctio mit der Folge massiver Schärfenbelastung (meist cholerisch) => biologisch unsinnige Hyperkinese von Immunprozessen = Hyperkinese des Lymphsystems

Zentrales Element ist die Optimierung der Verdauung

Manchmal sind Nervenfasern der Hornhaut erkennbar (veränderter Wassergehalt) in Form von feinen weißen, fadenförmigen Linien von der Sklera bis an den Ziliarrand

Alle Phänomene können in der gesamten Iris und sektoral auftreten

In symptomfreien Phasen bestehen oft keine irisdiagnostischen Zeichen

Die allergische Diathese ist die häufigste Skrofulose-Manifestation unserer Zeit

Je ausgeprägter die Gefäßdornenkrone, desto aktiver die allergischen Reaktionsmuster

Eine IgE-Allergie ist nicht in der Iris zu sehen

Häufige konstitutionelle Basis:
Katarrhalisch-rheumatische, lymphatisch-hypoplastische, hydrogenoide, chologene, neurogene Konstitution

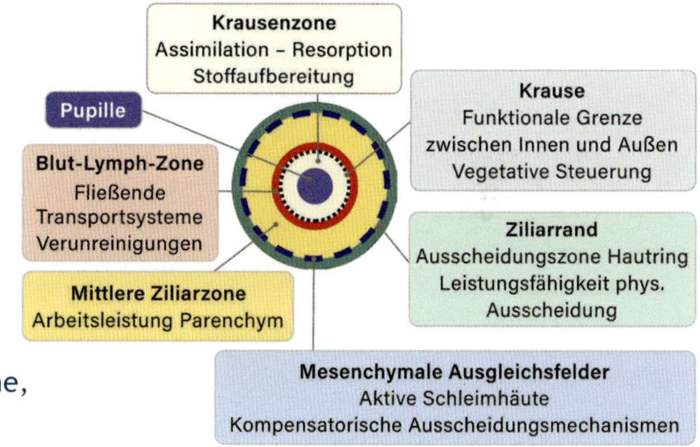

Übermäßige Produktion von Säuren – Reduzierte Ausscheidung

Acidum benzoicum D6
Formica rufa D6
Colchicum D6
Natrium phos. D6
Natrium sulf. D6

Agrimonia eupatorium
Berberis vulgaris
Betula pendula
Filipendula ulmaria
Harpagophytum
Ononis spinosa
Rosa canina
Salix alba
Solanum dulcamara
Solidago virgaurea
Taraxacum officinale
Urtica urens/dioica

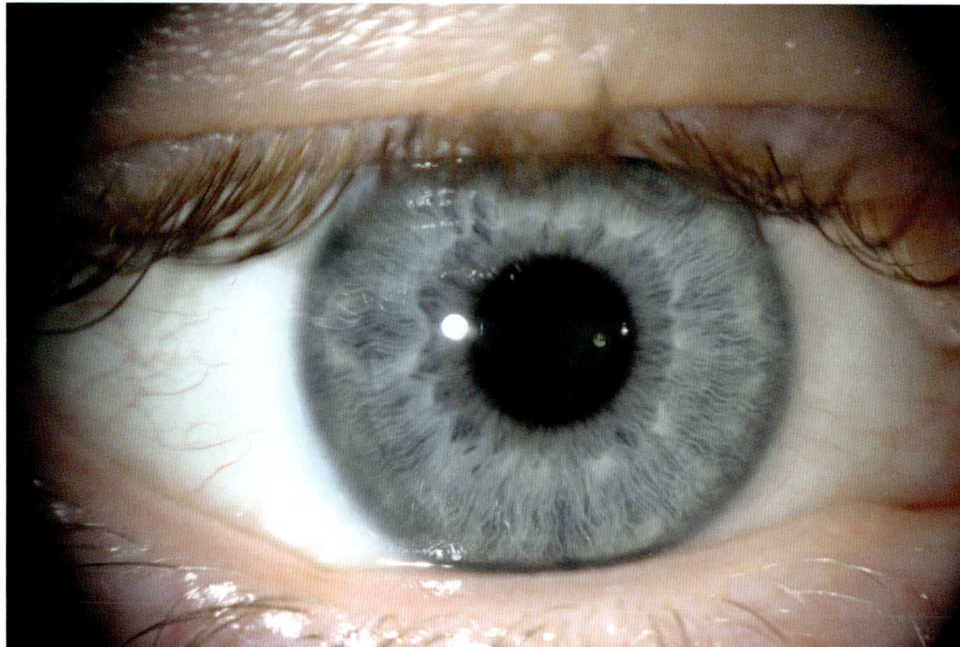

Eher hitzige Reaktionsmuster

Azide Diathese (harnsaure Diathese, Uratdiathese)

Leuchtend weiße Aufhellungen in der Ziliarzone,
auch in der BL-Zone oder auf Tophi

Gestörte Bilanz zwischen Säureproduktion und -ausscheidung

Es kommt zu Überreizung, Entzündung, Kristallose (Steinbildung), Reaktions- und Regenerationsblockade

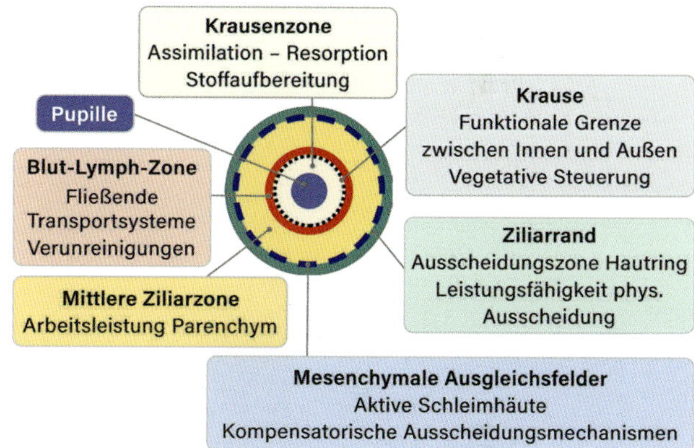

Je heller das Weiß leuchtet, umso deutlicher sind die hitzigen, hyperkinetischen Reaktionsmuster

Alle Säuren sind endogene Schärfen!

Jede Konstitution reagiert entsprechend ihrer gelbgalligen oder schwarzgalligen Reaktionsweise unterschiedlich darauf

Bei hitzigen Reaktionsweisen sind eher cholerische Krankheitsprinzipien zu erwarten (hyperkinetische Syndrome, Spastik, akute Entzündungen)

Natrium phos. D6
Colchicum D6
Natrium sulf. D6
Acidum benzoicum D6
Formica rufa D6

Agrimonia eupatorium
Berberis vulgaris
Betula alba
Filipendula ulmaria
Harpagophytum
Ononis spinosa
Rosa canina
Salix alba
Solanum dulcamara
Solidago virgaurea
Taraxacum officinale
Urtica urens/dioica

Übermäßige Produktion von Säuren - Reduzierte Ausscheidung

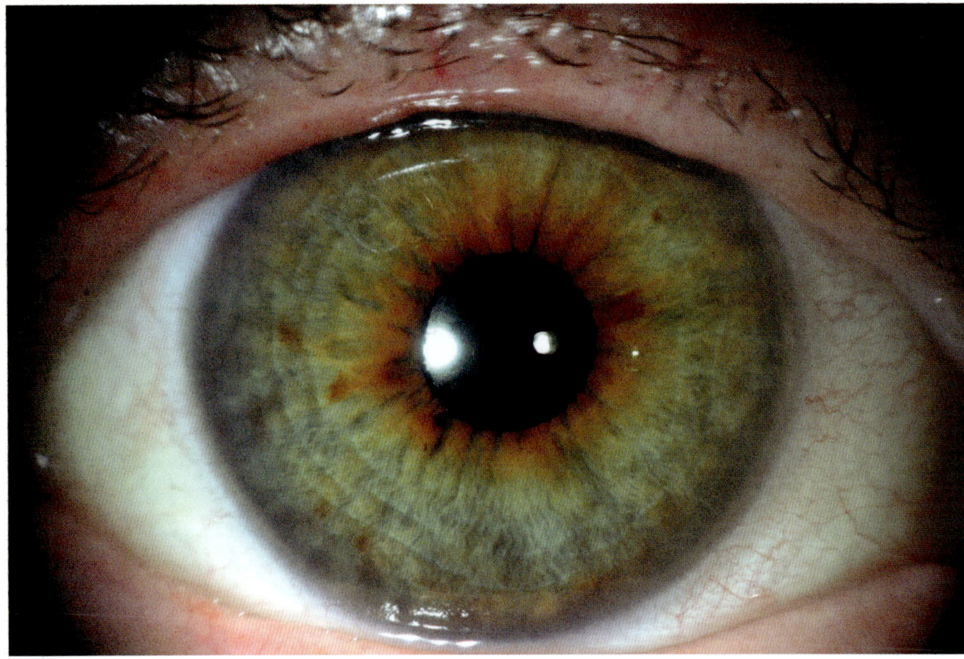

Eher trockene Reaktionsmuster

Azide Diathese (harnsaure Diathese, Uratdiathese)

Schmutzig wirkende, gelb-bräunliche Verwischungen des Irisstromas

Häufig sind Schnupftabakpigment oder schwarz/braune Pigmentierung vorzugsweise in der BL- und Ziliarzone vorhanden

Gestörte Bilanz zwischen Säureproduktion und -ausscheidung

Es kommt zu Überreizung, Entzündung, Kristallose (Steinbildung), Reaktions- und Regenerationsblockade

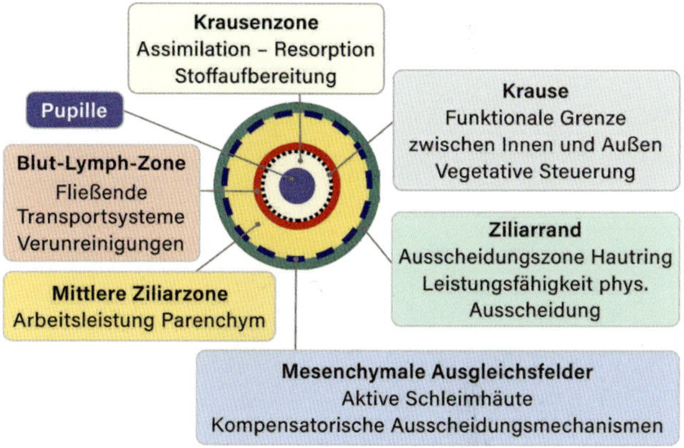

Schnupftabakpigmente sind ein wichtiger Hinweis auf Kotgifte (Defizite im Coctio-Prozess)

=> Nährsäfte sind dann qualitativ minderwertig

=> Als Folge entstehen im Gewebestoffwechsel saure Metaboliten (Stoffwechselendprodukte) im Übermaß

Bei trockenen Reaktionsweisen sind eher melancholische Krankheitsprinzipien zu erwarten (hypokinetische Syndrome, Degeneration, Reaktionsstarre)

Neigung zu Ersatzausscheidungen über die Schleimhäute und Haut

Apis D6
Acidum formicicum D6
Arsenum jodat. D6
Urtica D6

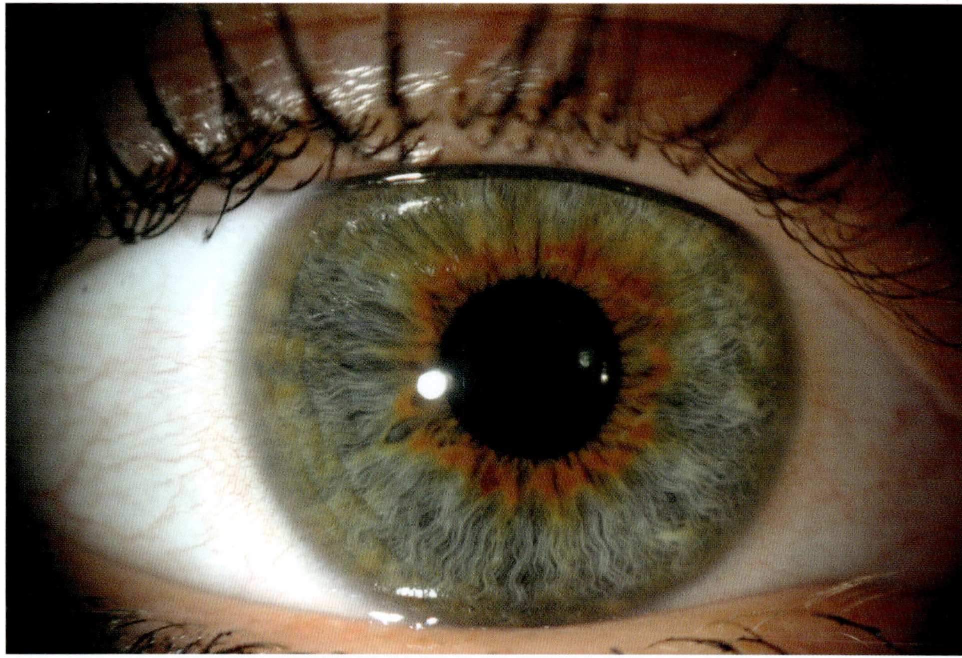

Exsudative Diathese

Agropyrum repens
Galium verum
Glechoma hedera
Juglans regia
Lamium album
Pimpinella major
Plantago lanceolata
Scrophularia nodosa
Sarsaparilla

Möglich sind pigmentierte Tophi am Ziliarrand mit folgenden Farben: weiß, gelb, braun, orange

Farbe zeigt die humorale Qualität der Schärfen

Nebelartige Verschmierungen der Blut-Lymph-Zone
=> kann auch pigmentiert sein

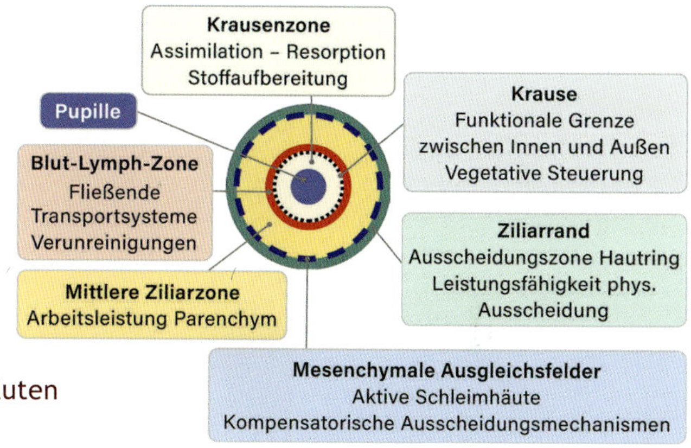

Symptomatik und Lokalisation der Beschwerden sind sehr wechselhaft

Der exsudativen Diathese liegt stets eine pathophysiologisch veränderte Funktionsweise des Lymphsystems zugrunde

Phlegma ist zusätzlich mit Schärfen belastet

Sekretionssteigerung von Haut, Schleimhäuten und Häuten
= kompensatorische Ausscheidungsreaktion

Der exsudativen Diathese liegen stets pathophysiologisch veränderte Lymph- und vegetative Regulationsfunktionen zugrunde

Katarrhalische bzw. ekzematische Ersatzausscheidungen, manchmal auch Vikariation auf seröse Häute

= rheumatische Symptomatik

Synonym für die exsudative Skrofulose, da alle Merkmale der Skrofulose erfüllt sind

Die iridologischen Merkmale der exsudativen Diathese sind auch die Erkennungsmerkmale der katarrhalisch-rheumatischen Konstitution => meist kombiniert

Unterschied: Die exsudative Diathese hat mehr Schärfezeichen in Form diverser Fremdpigmente

Häufige konstitutionelle Basis: Lymphatisch-hyperplastische Konstitution, katarrhalisch-rheumatische Konstitution, hydrogenoide Konstitution

Asa foetida D6
Colocynthis D6
Cuprum arsenicosum D6
Dioscera D6
Magnesium sulf. D6
Zincum valerianicum D6

Artemisia vulgaris
Drosera rotundifolia
Fumaria officinale
Hypericum perforatum
Lavandula angustifolia
Matricaria recutita
Petasites hybridus
Potentilla anserina
Valeriana officinale

Reaktiver Hypertonus (Spasmus) glatter Muskulatur und/oder Skelettmuskulatur

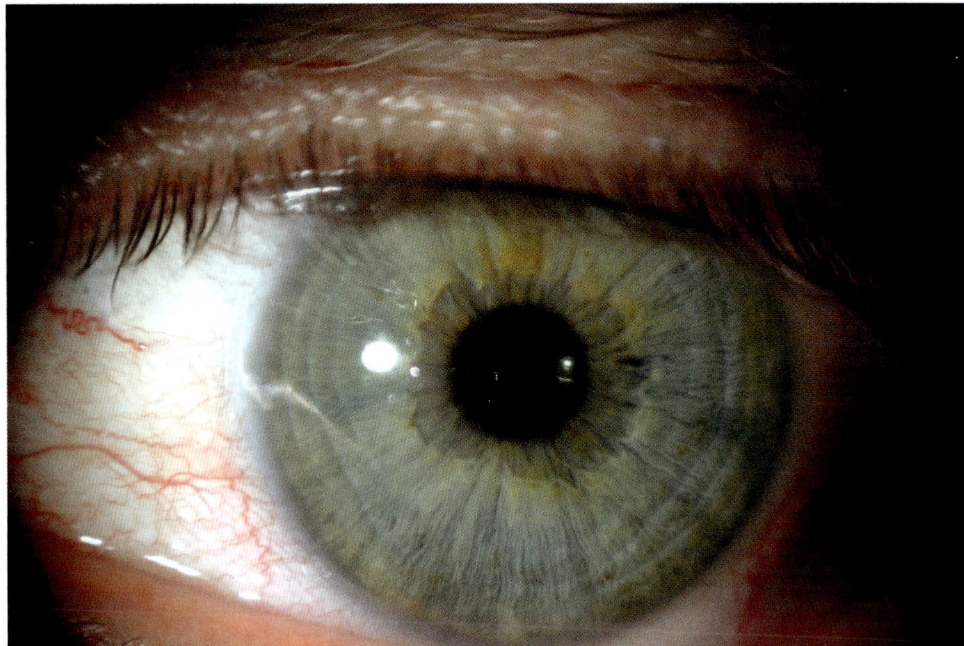

Spasmophile Diathese

Krampfringe = hell leuchtende Zirkulärfurchen, überwiegend in der Ziliarzone, angedeutet in der Krausenzone

Krause zickzackförmig, häufig aufgehellt

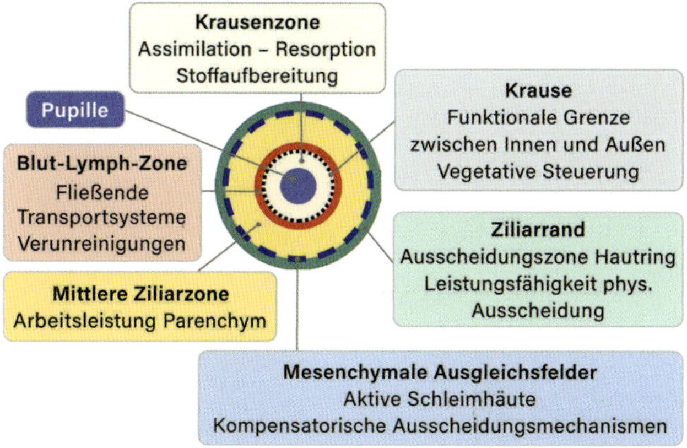

Erhöhter Tonus der Muskulatur (glatt- und quergestreift)
=> Grund dafür ist eine erhöhte Irritabilität

Allgemeine Hyperkinetik

Die spasmophile Diathese zeigt nicht nur Krämpfe, sondern auch hyperkinetische Zustände, die in jedem muskulären (Skelett- und glatte Muskulatur) Gewebe auftreten können

Tendenz zur Mydriasis = Sympathikus

Oft mit Ausdruck psychischer Überspanntheit = variable Symptomatik

Je heller die Zirkulärfurchen, desto ausgeprägter die Hyperkinesis

Die Irisdiagnose zeigt nur die grundsätzliche Existenz der Diathese, nicht wo sie abläuft

Spasmophile Diathese ist **IMMER** Folge einer gelbgalligen Überreizung

Kann mit jeder Konstitution kombiniert sein – häufiger bei der neurogenen Konstitution oder cholerisch geprägten Konstitutionen

	Krausen-zone	Krause	Blut-Lymph-Zone	Mittlere Ziliar-zone	Mesenchymale Ausgleichs-felder	Ziliarrand	Gehirn	NNH Ohr	Herz/ Lunge	Milz	Uro-Genital	Pankreas Le/Ga	Pankreas	Leber Galle	Lunge/ Bronchien
Zentrale Heterochromie															
Reizfasern															
Trocknungs-zeichen															
Schmutzig wirkende Pigmente															
Schwächezeichen															
Nebelartige Auflagerungen															
Tophi, dezente															
Trabekel															
Lakunen, viele															
Lakune, wenige															
Krypten															
Pigment, zartgelb															
Lakunenkranz															
Flächige Aufhellungen															
Zarte Fasern, gewellt/straff															
1/4 Verengung															
Wolkige Strukturen															
Pigmente grau (braun/schwarz)															

	Krausen-zone	Krause	Blut-Lymph-Zone	Mittlere Ziliar-zone	Mesenchymale Ausgleichs-felder	Ziliarrand	Gehirn	NNH Ohr	Herz/ Lunge	Milz	Uro-Genital	Pankreas Le/Ga	Pankreas	Leber Galle	Lunge/ Bronchien
1/3 Erweiterung															
Grobes Relief															
Zick-Zack-Krause															
Dunkel															
Hell															
Pigmente viele Bunte Iris															
Weiß, leuchtendes															
Gefäßdornenkrone															
Lakunenkranz, außerhalb															
Lakunen, viele															
Lockerungen															
Tophi vor															
Einlagerungen, flächige nebelartige															
Radiärfurchen, schwarze															
Zirkulärfurchen, helle															
Gefäße, dicke															
Schnupftabak-pigment															

Verwendete Literatur

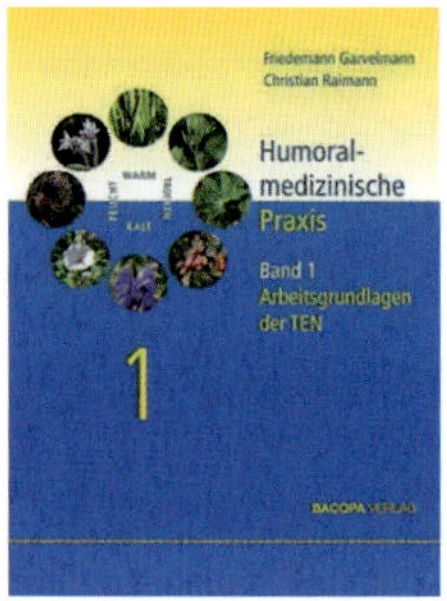

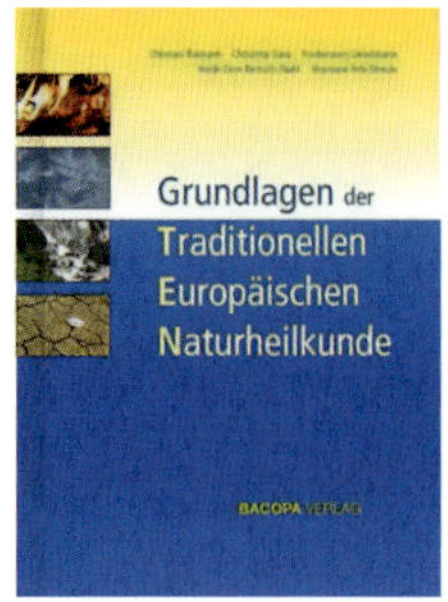

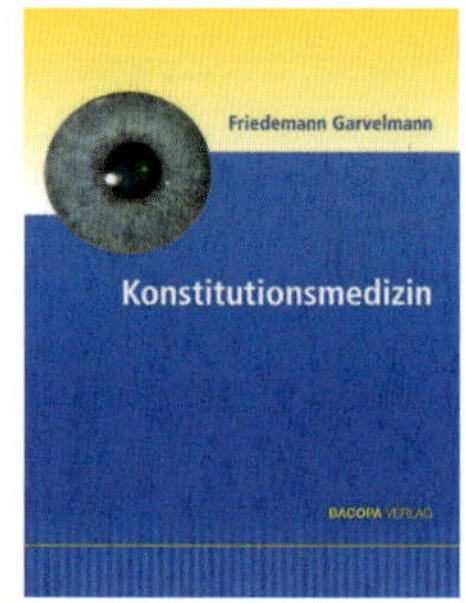

Ich möchte mich herzlich bei Friedemann Garvelmann bedanken für seine tatkräftige Unterstützung und die Überlassung des Bildmaterials.

Ein herzlicher Dank gilt auch allen Studenten, die ich den letzten Jahren betreut habe. Aufgrund eurer Anregung wurde eine Idee realisiert – *Lernkarten Konstitutionsmedizin.*

Die Autorin

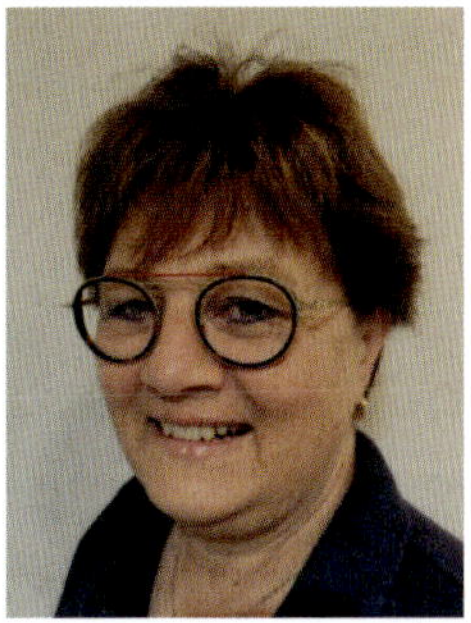

Silke Lutz, geboren 1965 im schönen Frankenland (Bayreuth) verheiratet, 1 Sohn (geb. 1986)

Naturheilkundliche Tätigkeit in eigener Praxis von 2001–2016 in Reutlingen, danach Umzug an den schönen Bodensee

Dozent für die Ausbildung von NHP seit 2017

Dass ich zur Naturheilkunde gefunden habe, verdanke ich meinem Mann Robert und unserem Sohn Maximilian – beide mit vielen Unverträglichkeiten und Allergien behaftet!

Die Schulmedizin hatte damals nicht viel zu bieten und die Mikrobiomforschung steckte in den Kinderschuhen. Damit war der Ausbildung zum Heilpraktiker der Weg geebnet. Ich glaube, seitdem habe ich nur noch Fachliteratur gelesen, der Virus Naturheilkunde hatte mich gepackt.

Weitere fachliche Ausbildungen kamen hinzu. Ich durfte von den Besten lernen.

Zur TEN fand ich erst später. Auch ich war am Anfang mit den Informationen überfordert und arbeitete zuerst mit anderen Methoden. Merkte aber recht schnell, dass die Humoralmedizin es mir ermöglichte, alle Fragen zu beantworten und die richtigen Therapieansätze daraus abzuleiten.

Traditionelle Europäische Naturheilkunde (TEN) und Traditionelle Europäische Medizin (TEM) im BACOPA VERLAG

Christian Raimann, Chrischta Ganz, Friedemann Garvelmann, Heide-Dore Bertschi-Stahl, Rosmarie Fehr-Streule
Grundlagen der Traditionellen Europäischen Naturheilkunde TEN
4. Auflage, 588 Seiten, vierfarbige Abb. und Fotos, mit Lesebändchen, geb.
ISBN 9783902735218 € 79,00

Christian Raimann, Chrischta Ganz, Friedemann Garvelmann, Heide-Dore Bertschi-Stahl, Rosmarie Fehr-Streule
Fondamenti della Medicina Tradizionale Europea MTE
580 pagine circa, illustrazioni a colori, con segnalibro, rilegato. ISBN 9783991140474 € 89,00
Dieser Titel erscheint Herbst 2024

Christian Raimann, Chrischta Ganz, Friedemann Garvelmann, Heide-Dore Bertschi-Stahl, Rosmarie Fehr-Streule
Bases de la Medecine Traditionnelle Europeenne
580 pages, relie. ISBN 9783991140481 € 89,00
Dieser Titel erscheint Sommer 2024

Friedemann Garvelmann, Christian Raimann
Humoralmedizinische Praxis. Bd. 1: Arbeitsgrundlagen der TEN
3. Auflage, 424 Seiten, 125 Farbabb. und 116 Tabellen, mit Lesebändchen, geb.
ISBN 9783903071322 € 59,00

Friedemann Garvelmann, Christian Raimann
Humoralmedizinische Praxis. Band 2: Arzneitherapie
3. Auflage, 523 Seiten, 153 Farbabb. und 213 Tabellen, mit Lesebändchen, geb.
ISBN 9783903071339 € 79,00

Friedemann Garvelmann, Christian Raimann
Humoralmedizinische Praxis. 2 Bände im Set. Band 1: Arbeitsgrundlagen der TEN. Band 2: Arzneitherapie
3. Auflage, 944 Seiten, ca. 278 Farbabb. und ca. 329 Tabellen, mit Lesebändchen, geb.
ISBN 9783902735768 € 110,00

Friedemann Garvelmann
Konstitutionsmedizin
2. Auflage, 348 Seiten, ca. 160 Fotos und Abb., Lesebändchen, geb. ISBN 9783903071469 € 89,00

Friedemann Garvelmann, Jim M. Müller
Ab- und Ausleitung in der TEN/TEM.
Ein Lehr- und Anwendungsbuch
192 Seiten, 97 Fotos und Abb., Lesebändchen, geb.
ISBN 9783991140153 € 44,80

Christian Raimann, Louis Hutter, Chrischta Ganz
Heilpflanzen der Traditionellen Europäischen Naturheilkunde ... auf einen Blick
416 Seiten, 170 Pflanzenabb., mit Lesebändchen, geb.
ISBN 9783991140023 € 79,00

Louis Hutter
Tee-Rezepte für die humoralmedizinische Praxis
180 Seiten, 118 Abb., Lesebändchen, geb.
ISBN 9783903071490 € 44,80

Sybille Binder, Laura Koch, Louis Hutter,
Fiorina Springhetti
Integrative TEN Ernährung
2. Auflage, 440 Seiten, Abb., Tabellen und Grafiken,
mit Lesebändchen, geb., ISBN 9783991140115 € 69,00

Louis Hutter, Karl-Heinz Steinmetz
Traditionelle Europäische Medizin im Aufwind. Standortbestimmungen und Zukunftsperspektiven der TEM/TEN
252 Seiten, 63 Fotos, Grafiken, mit Lesebändchen, geb.
ISBN 9783991140443 € 49,80

Susanne Alber-Jansohn
Naturheilkunde für Kinder. Ein Praxisbuch für Eltern und Therapeuten
ca. 350 Seiten, Abbildungen, mit Lesebändchen, geb.
ISBN 9783991140849 € 44,80
Dieser Titel erscheint Herbst 2024

LEHR- UND LERNTAFELN der TEN/TEM

Friedemann Garvelmann, Christian Raimann,
Erika Wirth
Wandtafel Traditionelle Europäische Naturheilkunde TEN
Humoralmedizin - Vier-Säfte-Lehre.
2. Auflage, ca. 70 x 100 cm inkl. Postklemmschiene und zwei Hängern
ISBN 9783903071384 € 20,00

Friedemann Garvelmann, Christian Raimann,
Erika Wirth
A4 Tafel Traditionelle Europäische Naturheilkunde TEN
Humoralmedizin - Vier-Säfte-Lehre
3. Auflage, Lehrtafel A4, Vierfarbdruck
ISBN 9783903071421 € 5,00

Friedemann Garvelmann
Wandtafel Konstitutionsorientierte Irisdiagnose.
2. Auflage, ca. 70 x 100 cm,
inkl. Postklemmschiene und zwei Hängern
ISBN 9783903071568 € 20,00

Friedemann Garvelmann
A4 Tafel Konstitutionsorientierte Irisdiagnose
Lehrtafel A4, Vierfarbdruck
ISBN 9783903071544 € 5,00

Friedemann Garvelmann
A4 Tafel Topografien der Irisdiagnose
Lehrtafel A4, Vierfarbdruck
ISBN 9783903071551 € 5,00

Silke Lutz, Friedemann Garvelmann
Lernkarten für die Konstitutionsmedizin
72 Seiten, A5 Format, vierfarbig, Spiralbindung
ISBN 9783991140962 € 24,80

Alle Titel direkt bestellbar beim BACOPA Verlag unter Tel: +43-(0)7251-22235 oder versand@bacopa.at.
Portofreie Zusendung in Österreich und nach Deutschland.
www.bacopa.at